Bradford M. Towne / Pushkar Mehra

Neurotoxins and Fillers in Facial Esthetic Surgery

神经毒素与填充材料
在面部整形手术中的应用

主　编　〔美〕　布拉德福德·M.汤恩

普什卡尔·梅赫拉

主　译　李学拥　程　飚　桑　璇

天津出版传媒集团

天津科技翻译出版有限公司

著作权合同登记号：图字：02-2019-201

图书在版编目(CIP)数据

神经毒素与填充材料在面部整形手术中的应用 /
(美)布拉德福德·M.汤恩(Bradford M. Towne),(美)
普什卡尔·梅赫拉(Pushkar Mehra)主编;李学拥,程
飚,桑璇主译.—天津:天津科技翻译出版有限公司,
2023.4
书名原文：Neurotoxins and Fillers in Facial
Esthetic Surgery
ISBN 978-7-5433-4326-9

Ⅰ.①神… Ⅱ.①布… ②普… ③李… ④程… ⑤桑
… Ⅲ.①面-注射-美容术 Ⅳ.①R625.1

中国国家版本馆 CIP 数据核字(2023)第 039528 号

授权单位：John Wiley & Sons Limited.
出　　版：天津科技翻译出版有限公司
出 版 人：刘子媛
地　　址：天津市南开区白堤路 244 号
邮政编码：300192
电　　话：022-87894896
传　　真：022-87893237
网　　址：www.tsttpc.com
印　　刷：天津新华印务有限公司
发　　行：全国新华书店
版本记录：787mm×1092mm　16 开本　6.5 印张　150 千字
　　　　　2023 年 4 月第 1 版　2023 年 4 月第 1 次印刷
　　　　　定价：80.00 元

（如发现印装问题,可与出版社调换）

主译简介

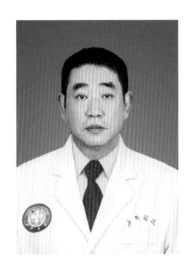

李学拥 空军军医大学第二附属医院（空军军医大学唐都医院）烧伤整形科教授、主任医师、博士研究生导师。现任欧美同学会·中国留学人员联谊会医师协会转化医学分会主任委员，中华医学会整形外科学分会委员，中国医师协会美容与整形医师分会委员，中国研究型医院学会烧创伤修复重建与康复专业委员会常务委员，陕西省医学会外科学分会副主任委员，陕西省医学会烧伤整形分会副主任委员，中国民族卫生协会培训部全国整形美容专家委员会副主任委员等。陕西省"三秦学者"，军队高层次人才。国家科学技术奖评审专家库成员，科技部重点专项评审专家。

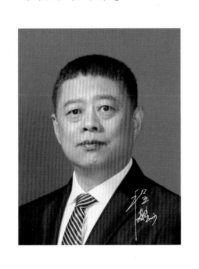

程 飚 解放军南部战区总医院(原广州军区广州总医院)全军激光整形美容中心主任、烧伤整形外科主任、全军创伤救治与组织再生重点实验室副主任，博士研究生导师。担任中国康复医学会再生医学与康复专业委员会主任委员、中国医师协会创伤外科医师分会副会长、中华医学会组织修复与再生分会常务委员。《中华烧伤杂志》《中国修复重建外科杂志》等杂志编委。参加国内多个指南及专家共识的撰写与制定。获得发明专利 2 项，实用新型专利 4 项。作为主要完成人获国家科技进步二等奖 1 项，军队、省部级科技进步二等奖 2 项(第一完成人)，2014 年被评为"首届军队高层次科技创新人才工程拔尖人才"，"王正国创伤医学奖——突出贡献奖"获得者，2019 年获得"庆祝中华人民共和国成立 70 周年"纪念章。享受"军队优秀专业技术人才岗位津贴"。

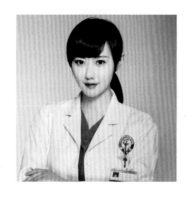

桑　璇　目秀医疗美容主治医师,中华医学会整形外科学分会委员。曾先后就职于中国人民解放军第八一医院整形科、空军军医大学唐都医院烧伤整形科。从事临床工作十余年,致力于临床手术的研究,专注于眼部精细化手术、眼周整形手术(重睑成形术、无痕提眉术、眶隔脂肪释放、内外路祛眼袋)、眼部修复手术、注射类面部年轻化和私密整形手术等。

译者名单

主　译　李学拥　程　飚　桑　璇

译　者　(按姓氏汉语拼音排序)

陈孝强	程　飚	程柳行行	董禹辰
韩　璐	黄莉雯	李　靖	李望舟
李学拥	林　斌	林志骁	刘少辕
吕卓敏	桑　璇	谭家祺	王嘉彤
杨　域	张　昊	张玉恒	赵聪颖

主编名单

Bradford M. Towne, DMD

Clinical Associate Professor (retired)
Department of Oral and Maxillofacial Surgery
Boston University Henry M. Goldman School of Dental Medicine
Boston
MA, USA

Pushkar Mehra, BDS, DMD, MS, FACS

Professor and Chair
Department of Oral and Maxillofacial Surgery
Associate Dean, Hospital Affairs
Boston University Henry M. Goldman School of Dental Medicine
Boston
MA, USA

编者名单

Tirbod Fattahi, DDS, MD, FACS
Associate Professor and Chair
Department of Oral and Maxillofacial
Surgery
University of Florida
Jacksonville
FL, USA

Nikita Gupta, MD
Assistant Professor
Division of Facial Plastic and
Reconstructive Surgery
Department of Otolaryngology – Head
and Neck Surgery
University of Kentucky Medical Center
Lexington, KY, USA

Jay R. Levine
President
PBHS Inc.,
Santa Rosa
CA, USA

Pushkar Mehra, BDS, DMD, MS, FACS
Professor and Chair
Department of Oral and Maxillofacial
Surgery
Associate Dean for Hospital Affairs
Boston University Henry M. Goldman
School of Dental Medicine
Boston, MA, USA

Timothy Osborn, DDS, MD, FACS
Clinical Assistant Professor
Department of Oral and Maxillofacial
Surgery
Boston University, Henry M. Goldman
School of Dental Medicine

Boston, MA, USA
Private Practice, C.M.F.-Cranio-
Maxillofacial Surgery Associates
Boston and Somerville
MA, USA

Jon D. Perenack, MD, DDS
Associate Clinical Professor
Oral and Maxillofacial Surgery
Louisiana State University
New Orleans, and
Surgical and Medical Director
Williamson Cosmetic Center/Perenack
Esthetic Surgery
Baton Rouge, LA, USA

Faisal A. Quereshy, MD, DDS, FACS
Professor
Residency Program Director
Oral and Maxillofacial Surgery
Case Western Reserve University
School of Dental Medicine
Cleveland, OH, USA

Alexandra Radu, DMD, MD
Chief Resident
Oral and Maxillofacial Surgery
Case Western Reserve University
School of Dental Medicine
Cleveland, OH, USA

Salam Salman, DDS, MD
Assistant Professor
Director of the Residency Program,
Department of Oral and Maxillofacial
Surgery
University of Florida
Jacksonville
FL, USA

Raffi Der Sarkissian, MD, FACS
Staff Physician
Boston Facial Plastic Surgery;
Assistant Clinical Professor
Division of Facial Plastic Surgery
Boston University School of Medicine
and
Staff Physician
Division of Facial Plastic Surgery
Massachusetts Eye and Ear Infirmary
Boston, MA, USA

Jeffrey H. Spiegel, MD, FACS
Professor
Chief, Facial Plastic and Reconstructive
Surgery
Boston University School of Medicine
and
The Spiegel Center
Advanced Facial Aesthetics
Newton, MA, USA

Onir L. Spiegel, DDS, PhD
The Spiegel Center
Advanced Facial Aesthetics
Newton, MA, USA

Bradford M. Towne, DMD
Clinical Associate Professor
Department of Oral and Maxillofacial
Surgery
Boston University Henry M. Goldman
School of Dental Medicine
Boston, MA, USA

Shelly Williamson-Esnard, PA-C
National certified Allergan Trainer
Clinical Director
Williamson Cosmetic Center/Perenack
Esthetic Surgery
Baton Rouge, LA, USA

中文版前言

　　注射美容(神经毒素和填充材料)以其损伤小、即刻效果好获得求美者欢迎。我们相信随着已有材料适应证的扩大和新技术、新材料不断应用,注射美容占美容整形的比例会越来越高。为了顺应这一发展趋势,更好地服务求美者和医疗美容(简称"医美")从业人员,我们翻译了由 Bradford M. Towne 教授和 Pushkar Mehra 教授共同编撰的《神经毒素与填充材料在面部整形手术中的应用》一书。

　　本书系统地介绍了神经毒素和软组织填充材料的临床应用。在局部解剖的基础上,由浅入深地阐述了这两类产品使用时的注意事项和注射技巧,并详细描述了患者术前评估细节和术中操作规范,同时强调了开展医美推广的重要性和心得。本书图文并茂地展示了相关内容,简洁大方、一目了然。作者的这种严谨的工作作风和灵活的市场推广思路非常值得学习。

　　相信初入医美行业的年轻医生和经验丰富的医生都可以通过此书精进美容服务。但是由于文化差异,有些方面或许存在理念上的冲突。基于此,我们认真、慎重地翻译了这本书,希望能够给广大医美执业者带来技术上的帮助和灵感上的启发。

　　本书由空军军医大学第二附属医院李学拥教授、解放军南部战区总医院程飚教授和目秀医疗美容主治医师桑璇担任主译,由空军军医大学唐都医院烧伤整形科充满活力的年轻医生团队协作翻译。此书在翻译过程中,虽力求忠于原文,但不免存在偏差,真诚地希望发现疏漏或者错误的读者及时给予指正。

前　言

　　神经毒素和面部填充物的应用是现在非常流行的美容手术。这些材料由不同的生产厂家和供应商提供，数目非常庞大。本书不可能对所有产品和特点进行详细的介绍，只涉及作者认为最常用的一些产品和技术。本书正文部分介绍了与神经毒素和填充材料密切相关的面部应用解剖知识、患者术前评估、产品相关药理学知识、常用产品的应用情况，以及其潜在并发症的介绍。最后，我们还单独列出一个章节，专门介绍如何运用社交媒体推广我们美容服务的一些技巧。

　　这本书是许多微创整容手术公认权威者共同努力的结果。梅赫拉博士和我非常感谢我们每一位作者对这本书的贡献。我们希望这对您有所帮助。

谨以本书献给：我的妻子。她对我一贯的支持，让我多年来能够保持对口腔颌面外科的热情。如果没有她在我身边，在需要的时候给予批评和鼓励，我是不大可能成功的。她为我解除了后顾之忧，让我保持踏实的工作作风。我的第一位口腔外科导师，Gary Jeffrey 博士，是一位杰出的导师、外科医生，也是值得学习的榜样。感谢我的前私人执业伙伴在我的私人执业生涯中给予我的支持和鼓励。感谢波士顿大学 Henry M. Goldman 牙科医学院的同事、住院医生和学生们，他们在我的职业生涯中给予了很大的帮助。最后，感谢我的共同编辑兼朋友 Pushkar Mehra，正是他带领我入门，使我从一个门外汉逐步成长为一名职业整形医生。和他一起工作并向他学习是一种非常愉快的享受。

Bradford M. Towne

感谢我的父亲 Mahendra 和我的母亲 Sheila，是他们给予我无私的爱、鼓励以及对人生方向的正确引导。我的妻子 Deepika，她同时也是我最好的朋友。作为一名外科医生的爱人，她承担起了巨大的家庭责任，为抚养我们的女儿做出了巨大的牺牲，她的支持让我更全身心地投入我所热爱的事业。Zaara，我美丽的女儿，她是我的生命之光。我所有的住院医生、学生和同事们——我从你们每一个人身上都学到了更多，并将继续学到很多。我的编辑同事和朋友 Brad Towne——感谢你的辛勤工作、承诺和奉献，所有这些共同促成了这项工作的顺利完成。

Pushkar Mehra

微·信·扫·码

看操作规范

提升医美技术水平

配套视频 | 把握术前细节评估
规范术中操作手法

🌐 医学资讯

拓展医美领域信息，加深专业知识理解

💬 读者交流圈

互相讨论，交流医美推广的重要性与心得

☰ 书单推荐

领取专业参考书单，拓宽专业知识面

目 录

第 1 章

面部解剖及患者评估

Timothy Osborn, Bradford M. Towne

1.1 面部解剖学

全面理解面部解剖是任何面部美容手术的关键,对面部解剖的全面回顾超出了本章范围,本章将侧重于与年轻化微创手术相关的面部局部解剖。对每位患者来说,所有的衰老变化都会有不同的表现形式,因此,对患者进行术前评估、制订诊疗计划时,必须考虑到其个体化因素。

1.2 面部皮肤解剖

面部的分层结构由浅入深,分别为:皮肤、皮下脂肪、浅层肌肉-腱膜系统(SMAS)、深部脂肪和深筋膜/骨膜。整个头部和颈部都是这种结构,有些区域会进一步细分为筋膜或脂肪室(这些内容将单独讨论)。这些不同的腔室和分层可能有不同的名称,因为它们在解剖学上的交叉,使得它们的命名变得困难。本章的一个特别章节将集中讨论并阐明这些术语的含义。

皮肤层分为表皮层和真皮层。表皮是皮肤的最外层,包含不断更新的角质化鳞状上皮。表皮通过基底膜上的半桥粒和锚定原纤维锚定在下方的真皮上。真皮-表皮交界处

为表皮提供了机械支持,并作为化学物质和其他物质的屏障。真皮是由胶原蛋白、弹性蛋白、基质、毛囊皮脂腺组成的结缔组织,紧靠表皮之下,存在复杂的神经血管网。

真皮层保证了皮肤的柔韧性、弹性和抗拉强度。真皮分为两部分:乳头状真皮和网状真皮。乳头状真皮是真皮附近的薄层乳头状结构,位于较厚的网状真皮之上。乳头状真皮组织由疏松结缔组织、成纤维细胞、免疫细胞和毛细血管网组成。网状真皮较厚,由组织更紧密的胶原蛋白(水平排列)和弹性蛋白纤维(松散排列)组成。局部皮肤厚度变化主要由真皮导致。基质由糖蛋白、蛋白聚糖组成,具有很好的保水能力。

皮下组织在不同年龄、不同种族的人之间厚度不同,并划分为不同的腔室[1]。面部脂肪在这些腔室中存在异质性,每个腔室具有不同的脂肪细胞形态和细胞外基质[2]。这些不同的成分具有独特的机械和组织化学特性,但目前我们对面部脂肪组织的特征及其与面部老化的关系知之甚少。

1.3 浅层脂肪室解剖

有真皮纤维插入的皮下脂肪,是位于SMAS 浅表的一层疏松的解剖平面。在

SMAS 下面还有一层更深的面部脂肪,我们将单独对其进行讨论。浅层脂肪,或皮下脂肪,可以进一步细分为两种不同的排列方式,具有不同的微观结构。在面中部内侧和外侧、颞部、颈部、前额和眶周区域,皮下组织结构与皮肤的附着不紧密,很容易分离[3]。这类脂肪被归为"结构性"脂肪,由纤维间隔构成的网状结构包裹着脂肪细胞的小叶,这些小叶像小垫一样,具有特殊的黏弹性[4]。在口周、鼻部和眉毛区域,面部肌肉、脂肪细胞周围的胶原网和皮肤之间有较强韧的联系,在这一部分进行钝性剥离会很困难。胶原纤维和肌肉纤维直接插入皮肤,并将皮肤与支配面部表情的下层肌肉连接起来。这类脂肪被归类为"纤维性"脂肪,它是由胶原、弹性纤维以及肌肉纤维交织而成的网状结构。

浅表脂肪室被划分为不同的解剖腔室[鼻唇间、下颌、面颊、前额/颞部和眼眶(图1.1)]。

鼻唇脂肪室位于面颊脂肪的内侧,独立存在,与下颌脂肪重叠。眼轮匝肌支持韧带(ORL)界定颧大肌的上缘和下缘,并与该脂肪室相连。下颌脂肪附着在降口角肌上,内侧与降唇肌群连接,下方是与颈阔肌在下颌皮肤韧带区域的融合[5]。

颊部脂肪室包含3个不同的腔室:颞颊内侧脂肪室、颞颊中间脂肪室和颞颊外侧脂肪室。颞颊内侧脂肪室是位于鼻唇沟(NLF)外侧的一个小腔室,在上方与 ORL 和眶外侧腔室相邻,而下颌脂肪位于下方。颞颊中间脂肪室是腮腺前部和浅表的一个较大的腔室。在它的上部,颧大肌附着在隔膜的汇合处,与我们之前所说的颧韧带相对应[6]。颞颊外侧脂肪室是颊部脂肪最外侧的腔室。在腮腺的表面,这些脂肪与颞部脂肪和颈部皮下脂肪相连。这层屏障非常容易识别,称为侧颊隔,它与腮腺皮肤韧带的皮下走行一致。

前额的皮下脂肪由3个腔室组成。前额中央脂肪室在中线下方与鼻背相邻,两侧与颞中部脂肪相邻。颞中部脂肪(前额中间脂肪室)在下方与 ORL 和颞上线的外侧交界。在它的外侧是之前描述过的颞颊外侧脂肪室。

眶部脂肪室由眼周的3个腔室组成。最上部的腔室(眶上脂肪室)由 ORL 环绕,紧

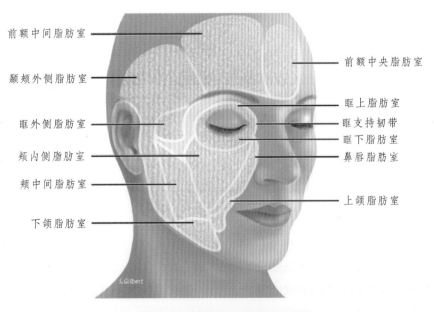

图 1.1　面部浅表层脂肪室示意图。

靠颞中脂肪室下方。眶下脂肪室紧贴着下眼睑睑板,并以眼轮匝肌支持韧带的下支为界限。眶外侧脂肪室位于颞下隔下方,上颊隔和颧肌上方。眶外侧脂肪室在上方和外侧与颞颊外侧脂肪室和颊中间脂肪室上方交界。

1.4　面部筋膜解剖

对于面部筋膜和颈部筋膜的解释往往是不一致的,且非常容易混淆。SMAS 的概念最初是由 Mitz 和 Peyronie 提出的,但其解剖层次仍存在争议[3,7]。Ghassemi 所描述的 SMAS 是一个有组织且连续的纤维网,连接面部肌肉和真皮,由两种不同结构模型的三维结构组成。1 型见于面后部,是由纤维间隔组成的网状结构,包裹着脂肪细胞小叶。相互连接的纤维网固定在骨膜上或连接在面部表情肌上,具有动态特性。这种形态存在于腮腺、颧骨、眶下区域和鼻唇沟外侧部位。2 型是由胶原蛋白和弹性纤维组成的网状结构、脂肪细胞和肌肉纤维交织在一起,一直延伸到皮肤的真皮层。这种 SMAS 形态存在于上、下唇/口腔周围区域,面部表情肌动作与唇/口腔周围皮肤的运动有直接关系。

面部皮下区域以面部肌肉和浅筋膜为起源,分为浅层和深层。在颈部,浅筋膜的空间被颈阔肌占据,是一层很薄的筋膜。SMAS 和颞顶筋膜是面部的浅筋膜(图 1.2)。

颞顶筋膜层在颞上线内侧的延伸是帽状腱膜和筋膜覆盖的前额肌肉组织。帽状腱膜紧密地附着在真皮上,最宽处附着在前额横纹上,与下面骨膜间具有疏松的间隔。在

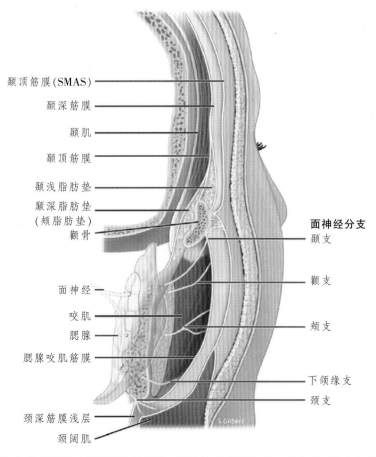

图 1.2　面颊外侧/颞部区域面部筋膜的关系图。图片显示了筋膜、面神经和各层次之间的复杂关系。

下方,颞深筋膜在额肌的深面,前额下部2~3cm处分出更深的一层,附着在下方的骨膜上。这种特殊结构使发际中点和帽状腱膜与颅骨膜下部融合处之间存在一层可移动的空间,额肌的收缩便可抬高眉毛。

对面部和颈部深筋膜层的详细描述超出了本章讨论的范围,但与颈深筋膜浅层是相关的。这层筋膜深到颈阔肌,在下颌骨上方是腮腺咬肌筋膜,在颧弓上方是颞深筋膜,在颞上线上方是颅骨膜。深层有许多细分和延伸,肌肉、血管、神经和淋巴管从中穿行。

1.5　面部表情肌解剖

面部表情肌是一个复杂的平衡体系,由提肌、降肌、外展肌、内收肌和括约肌组成,支配面部表情并实现某些面部功能。这些肌肉起源于皮下软组织(SMAS)筋膜并插入皮肤,目的不是为了移动身体,而是为了移动皮肤和皮下结构。这些肌肉的活动有助于咀嚼、视觉、嗅觉、呼吸、言语和交流。这些肌肉由面神经颅外分支支配(图1.3)。

在面上部,很难从表面解剖上精确划分出具体的面部表情肌。额肌是负责眉毛抬起的唯一肌肉,它形成了前额横纹。额肌起源于帽状腱膜,它锚定在颈后线上,并固定在颅骨下周。肌肉的活动只会移动前额部,从而产生抬眉,形成前额横纹。这块肌肉分为两半,垂直向下延伸插入眉毛下方的真皮层,位于眼眶上缘和眉间上方。肌肉在前额皮肤下面深度均匀,通常深度为3~5mm。中线没有肌肉,只有连接的筋膜带或腱膜将额肌分为两半。额肌被眉间肌群(皱眉肌、降眉间肌和降眉肌)和眼轮匝肌所拮抗而达到平衡。

眉间肌由成对的皱眉肌、降眉肌和降眉间肌组成。皱眉肌起源于靠近眶缘上部和内侧的额骨。在穿过额肌和眼轮匝肌进入真皮层之前,穿过帽状筋膜脂肪垫,分出横头部和斜头部;横头部在上外侧插入眉毛中间上方的真皮层,而斜头部在真皮层的内侧终止于眉毛。斜头部与其他降眉肌群共同作用形成斜向皱纹,横头部导致眉向内侧移位,形成垂直向和斜向皱纹。降眉肌起源于靠近内眦的骨突出处,并直接向上延伸至眉毛内侧的皮肤。降眉间肌起源于下鼻骨,垂直延伸,插入眉毛和额肌之间的皮肤。其为降肌,形成水平的眉部皱纹。

眼轮匝肌是环绕眼球并锚定在内眦和外眦的括约肌。肌肉由3部分组成:覆盖睑板的睑板前部分、覆盖眼睑的眼睑部分,以及覆盖眶骨的眼眶部分。眼眶部分负责肌肉的括约肌运动,眼睑部分参与眨眼反射。

在面中部,面部表情肌较深,面部脂肪室限制了单个肌肉的表面标识。鼻肌是唯一一组与前额相似的具有清晰表面解剖结构的肌肉。眉间肌群的下方是鼻肌,其上部沿鼻背横向移动,垂直向下延伸至鼻的外侧。横头部的收缩挤压鼻背部,垂直头部的扩张鼻孔。这些肌肉将形成兔子纹或鼻背斜纹。降鼻中隔肌起源于鼻小柱,插入上唇,其作用是使鼻尖向下旋转并使上唇提升。

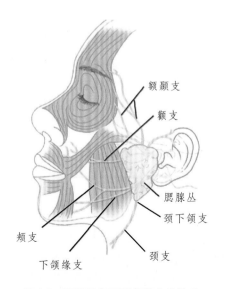

额颞支
颧支
腮腺丛
颈下颌支
颊支
颈支
下颌缘支

图1.3　面神经和面下部肌肉的关系。

上唇的升降与言语、进食和上唇的面部表情有关。颧大肌位于颧体外侧眶缘的下方并向内侧和下方延伸进入上唇的外侧。颧小肌在颧大肌的内侧，两者的作用是向后向上提拉唇部。主要的提肌是提上唇肌，它起源于颧小肌的内侧中央，并与起源于鼻外侧的提上唇鼻翼肌协同作用。提口角肌（LAO）是起源于尖牙窝区域的深层肌肉，它插入口角处以抬高嘴角。笑肌起源于外侧面颊，发育不均匀，并向外侧提拉口唇连合部。口轮匝肌是口部的括约肌，由浅层和深层组成。深层的肌肉起到收缩唇部的作用，浅层的可以让唇部合在一起，展现出不同的表情。

降下唇肌的作用是平衡和对抗上唇的提升。降口角肌（DAO）起于外侧，并与口轮匝肌、笑肌和 LAC 一起插入口角轴。DAO的作用是降低口唇连合部，通过表面解剖可以看到嘴角沟纹（木偶线）。降下唇肌位于内侧，外表面被一些 DAO 纤维所覆盖。降下唇

肌向上和内侧插入皮肤、黏膜和轮匝肌纤维，使下唇下降和外翻。颏肌是一对中线肌肉，位置较其他降肌深，作用是提升和突出下唇。颈阔肌是一对起源于颈部的肌肉，穿过下颌边界插入真皮层和下唇与颏部的皮下组织。

已经证明，面部表情肌肉分为 4 层[8]（图 1.4）。

肌肉之间的相互关系对于药物注射的深度、面部恢复以及理解面部神经与外科解剖的关系具有重要的治疗意义。在面神经走行方面，除颏肌、颊肌和提上睑肌外，所有的面部模仿肌都受深部神经支配。

1.6　面部深层脂肪室解剖

深层脂肪层（图 1.5）与较浅的脂肪被颈部的颈阔肌、面中部的 SMAS 和颞区的颞顶筋膜分开。深层脂肪层也分隔了颈深筋膜和

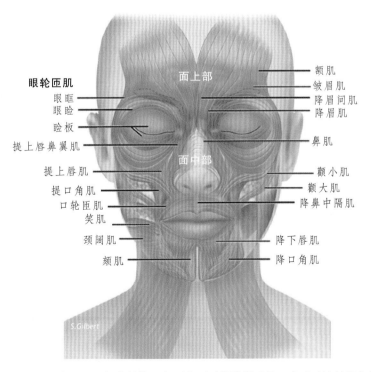

图 1.4　面部表情肌的相对深度。面上部的结构一般不像面下部那样重叠。这对于神经调节物质的注射很重要，因为对面下部肌肉组织的注射比面上部的注射层次更深。

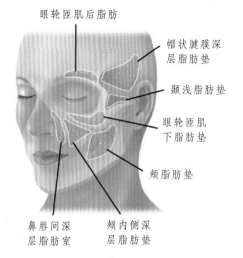

图 1.5 面部深层脂肪室。如果在检查中发现体积丢失，评估和填充这些腔室十分关键。

面部筋膜(颈深筋膜浅层、腮腺咬肌筋膜、颞深筋膜)。这一层被纤维间隔、面部肌肉起源或骨边界分隔成腔室。

尸体解剖和影像学已经发现了一些深层脂肪腔[2,9-11]。颊内侧深层脂肪室被上睑提肌(LLSAN)和提口角肌封闭，位于眶下孔附近。它是一个三角结构，内侧与面静脉相邻，外侧与颧大肌相邻，上方与颧韧带相邻。颊部深层脂肪的内侧和梨状缘的外侧是深层脂肪腔，以前称为 Ristow 间隙。鼻唇间深层脂肪室位于上颌前间隙内的 LLSAN 浅表，但在眼轮匝肌之下。眼轮匝肌脂肪(SOOF)室位于颧韧带上、眶支持韧带下、面静脉外侧、眼轮匝肌深部。在眶上区，以眶上孔为界，延伸至眶外侧边缘，可见眼轮匝肌后脂肪(ROOF)室。帽状腱膜深层脂肪垫位于帽状腱膜深层之间，可与 ROOF 脂肪融合或被小隔膜分离。

有一些不连续的深层脂肪室位于深筋膜的表面，但在 SMAS 下深部或面部深层脂肪处。颊脂垫位于颊肌和咬肌之间，向四周延伸。延伸至颊部、翼部、翼腭部和颞部；颞深脂肪垫位于颞深筋膜(DTF)下，颞深脂肪垫持

续延伸。还有另外一个脂肪室称为颞浅脂肪垫，它位于颧弓上颞深筋膜的浅层和深层之间。颞深筋膜的浅层在前部与眶隔相连，但不与眶下骨膜相连，因此在颧前间隙为脂肪提供了空间。该腔室深至 SOOF，并由颞深筋膜的浅层将其分离[12]。

1.7 面部韧带结构(支持韧带)解剖

面部韧带结构包括真实的骨皮韧带、隔膜和粘连；起源于骨膜或深层组织的纤维附着物，插入浅表软组织或真皮(图 1.6)。

它们作为锚点，将下面的硬组织与表面联系起来，并分隔筋膜间隙和腔室。外科手术时，这些韧带被用于物理上提松弛皮肤和恢复年轻的轮廓。在微创美容中，只有调整肌肉功能和腔室容积才能恢复年轻轮廓，没有其他可以改变的手段。了解这些韧带的解剖层次，可以干预其下面的结构，以增强面部美感。例如，对外眼眶使用神经调节物质可以改变额肌和眼轮匝肌之间的功能平衡，从而使眉毛在筋膜下附着体周围提升。虽然对其精确的术语、位置和结构缺乏共识，但对这些结构的区域描述是相对一致的。本节将探讨前额、颞部、眶周、面颊、面中部、下颌

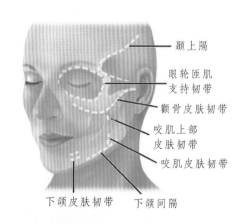

图 1.6 面部的韧带结构。这些韧带悬吊面部软组织，只能通过手术改变。注射药物可改变这些固定点周围的肌肉和脂肪室。

骨和颈部的韧带结构。

前额外侧的固定区域，包括帽状腱膜、骨膜和颅骨的融合区。固定区尾部有一致密的纤维增厚，称为眼轮匝肌颞韧带，它由 3 个韧带组成：颞上隔、颞下隔和眶上韧带附着。前额韧带的存在是有争议的，还没有被广泛命名或达成一致。帽状腱膜和颅骨膜在眶上缘上方 2~3cm 融合，眶上和滑车上神经血管束可作为支持韧带，支撑眉内侧的 2/3[13]。

为完善面部提升手术，许多研究评估和描述了面中部和眶周区域的韧带结构。在眶周区域，眼轮匝肌支持韧带（ORL）是起源于眶缘骨膜的环状骨皮韧带，穿过眼轮匝肌，插入面颊–眼睑交界处的皮肤。韧带在内侧和外侧的纤维增厚区域界限不清，也就是眼眶外侧增厚的区域，它间接地连接着 ORL 和眦。

颧弓韧带起源于颧弓的下缘，向前延伸至颧弓与颧骨体的连接处[5,6]，强度不如肌肉，起源于上唇提肌（颧大肌和颧小肌、提上唇肌）的内侧 [12]。McGregor 韧带是一种常与颧内侧韧带同义的结构，从解剖学上讲，它是颧骨隆起上的一个附着区，从腮腺–咬肌筋膜开始，通过颧骨脂肪垫进入面颊真皮层。它是面横动脉、腮腺导管的穿支标志，在面神经颧支的浅表走行[5]。McGregor 韧带还未被充分认识，有待相关解剖研究的进一步进展，才能对其充分定义。

咬肌皮肤韧带起源于覆盖在咬肌上的咬肌筋膜[14]。这些是起源于颧大肌附近，垂直方向与颧韧带形成 T 形交叉的一层隔膜。这些韧带和颧韧带在它们的交叉处最坚韧[15]。下颌韧带是一种起于下颌骨前 1/3 处的骨皮韧带，在穿过降口角肌下半部后直接插入真皮层[5,15]。腮腺皮肤韧带位于耳周区耳屏的前下方，垂直方向排列。在腮腺的下方，颈阔肌–耳韧带起源于将颈阔肌后缘固定在耳前下皮下的腮腺筋膜[16,17]。腮腺皮肤韧带位于

更浅表的位置，随腺体大小、密度和形态不同而存在差异，并可能与颈阔肌–耳韧带交错，形成颈阔肌–耳筋膜[15,18]。

这些韧带结构进入真皮的表面范围，分为固定区和活动区，面部运动在此发生。这些韧带结构向深层组织延伸，可使神经、血管和淋巴管穿行其间，并为其提供稳定的结构。Pessa 将这些延伸描述为 SMAS 融合区，即深筋膜和浅筋膜之间的融合区膜结构[19]。这些膜结构存在于相邻脂肪室之间，或脂肪室与解剖间隙之间。这种网状的膜结构确定了面部筋膜间隙以及深层和浅层脂肪室的解剖边界。虽然有可能与已描述的脂肪室和筋膜间室相关，但对筋膜间室融合区的划分和识别尚不完整。在临床上，对这些间隙的了解有助于准确地增大容积，避免对重要结构的损伤。

1.8　面部的血液供应

当考虑面部重建或面部美容手术（如颈面部除皱术）时，了解面部血管是至关重要的，因为皮瓣的活性非常关键。目前为止，大部分的研究都集中在主要动脉和知名动脉的血供上。随着面部腔室亚结构（如 SMAS 融合区）的发现，通过这些纤维结构的动脉、静脉和淋巴管也被揭示。在微创美容手术中，血管损伤的风险是最小的。最受关注的血管是眶周（鱼尾纹）和前额区域的浅静脉结构。这些是皮下静脉，可导致明显的青肿和针刺挫伤。任何注射或微创手术都会影响真皮下神经丛。真皮下神经丛的血管区域相互吻合，形成一个连续的血管网。皮下血管有 3 种不同的模式：①辐条状方式排列；②具有椭圆形皮肤区域和血管平行排列；③具有小的和圆形皮肤区域[20]。虽然皮下组织的排布方向是跟随皮肤张力线的，但血管整体的方向和排列还是未知的。

1.9　面部衰老

衰老是受到多种因素作用的过程。大多数关于面部衰老的理论都与萎缩、韧带松弛和重力有关。衰老是由遗传因素造成的，虽然确切的机制尚不清楚，但它涉及突变、DNA 损伤、自由基损伤和激素变化。慢性疾病、营养缺乏、吸烟、日晒和其他环境因素也有影响。这些外在和内在的因素导致衰老的征象，包括皱纹形成、色素异常、软组织下垂、体积减小和脂肪萎缩。随着对这些因素认识的增加，治疗模式已经发生转变；从聚焦于提升和拉动组织的二维视角，到同时考虑线性和体积的三维视角。

皮肤衰老是整个面部衰老的一个重要因素。虽然没有证据表明皮肤屏障功能在衰老的过程中遭到破坏[21]，但皮肤整体逐渐变薄，上皮细胞形状各异是衰老皮肤的共同特点。导致面部衰老特征的变化大多发生在真皮和真皮表皮交界处，由于表皮乳头的收缩和真皮中基底细胞的突起减少，表皮嵴变平，导致真皮表皮之间的连接和抗剪力更弱。主要的变化是真皮基质的丧失、弹性溶解和胶原纤维组织的减少。最终导致组织伸缩力降低、弹性降低和组织松散，更容易形成皱纹。

面部衰老是由软组织下垂和容量缩小所导致的综合结果[22]。组织弹性的丧失加上面部肌肉的重复运动和重力可能导致组织下垂。然而，对于支持韧带的作用尚不明确，还存在争议。一些人认为，支持韧带的松弛导致软组织松弛和下垂，以及已知的软组织变化[6,16,23,24]。另一些人认为，韧带保持了组织形态，而相邻腔室的无支撑的软组织在这些固定点周围下降导致凸出和凹槽是面部衰老的标志[25,26]。人们普遍认为，随着年龄的增长，骨骼会发生变化，即顺时针旋转，眉间突出，脸中部向后突出。骨骼的变化可能严重影响韧带、脂肪、肌肉和皮肤的支持作用。

年轻人的前额皮肤光滑，不会有静态的横纹或眉间皱纹。眉毛的理想位置是刚好在眶上缘之上，女性的眉弓向外侧延伸，在外侧缘处达到最高点；而男性的眉弓则位于眶上缘，在外侧缘处达到最小的最高点。随着年龄的增长，前额横纹会随着真皮的插入而呈现不同的形态。眉毛会下降，通常更偏向外侧，而不是内侧。由于眶外侧增厚/颞韧带粘连周围组织的下降，导致额外侧部下降。一些患者会抬眉保持视线不受影响，这无意间加重了前额横纹。年轻人的眉间肌肉通常会有动态活动，但不会产生静态的皱纹。随着年龄的增长，在静止和运动时，根据皮肤的插入和肌肉产生的力量，会有不同的斜纹和垂直纹。皱眉肌的朝向有多种形式，有的偏向垂直，有的偏向横向；在考虑任何面部年轻化的过程中，明确这些肌肉的方向是至关重要的。动态检查时要求患者做提升和降低肌肉的动作，将有助于确定肌肉走行、最大收缩点和真皮插入的关键方面。相同的检查技术可以帮助区分额肌外侧部和眼轮匝肌之间的融合。

在眶周区域，上眼睑与前额和眉毛的位置相连。除了侧面部下垂，眉毛的下降导致了上眼睑皮肤的冗余。上眼睑的皮肤很薄，有弹性，并随着年龄的增长进一步变薄，导致皮肤松弛和皮肤冗余。眼眶中隔松弛导致眼眶脂肪突出，向外可导致泪腺下垂。外眦部松弛可导致外连合向下倾斜，并加重皱纹。从侧面看，眶周皱纹或鱼尾纹，垂直于眼轮匝肌的方向。从外眦放射出静态和动态的衰老皱纹。最常见的是有 3 个主要的外侧皱纹起源于眦的外侧和上、下方。在上侧额肌和下侧颧大肌的活动中，有不同的眶周皱纹交错。

在下眼睑，面部衰老的许多主要特征都很明显。面中部的衰老包括皮肤和肌肉的下垂和松弛。骨重塑和容量损失,伴有颧骨突起、骨丢失和眶下边缘侧移。随着时间的推移,眼眶隔出现假性突出,眼轮匝肌支持韧带下降导致下眼睑面颊交界处下降。眼眶脂肪的假性突出在眼眶边缘上方形成明显的隆起,同时颧骨脂肪从眼眶边缘下降,两者都加重了泪槽畸形。此外,面中部软组织的下降会导致鼻唇沟的加重,以及面颊内侧深层脂肪的萎缩。

与衰老的面中部紧密相连的是鼻唇沟。鼻唇沟是从面中部到上唇的过渡。在鼻唇沟上方,有一层厚厚的脂肪覆盖在上唇提肌上,帮助肌肉在功能上滑动,而在鼻唇沟内侧,有少量的皮下脂肪和密集的真皮肌肉。随着年龄的增长,由于上唇提肌张力下降、真皮萎缩和骨重塑,鼻唇沟深度增加。另外,由于面颊脂肪不能穿过致密的真皮附着,以及面中部软组织的下垂导致组织的突出,这些因素增加了皱纹的界限和深度。在鼻唇沟内侧,随着年龄的增长,面颊内侧深层脂肪

减少,鼻唇沟更加明显。

口腔周围区域与前额一样,在升肌群和降肌群之间存在一种平衡。在老年状态下,降肌作用超过升肌作用,同时伴随着脂肪和肌肉萎缩。嘴唇的合拢向下,突出的鼻唇沟(木偶线)形成。同时,红唇的体积减小,垂直于嘴唇和眼轮匝肌功能线的口周纹增加。下颌骨和上颌骨骨支撑以及牙槽骨支撑的缺失会使嘴唇进一步伸长和收缩。无牙状态是一个典型的例子,失去硬组织支持会影响上唇的美观。随着年龄的增长,皮肤和肌肉萎缩,颏部随之变得松弛,更可能导致骨骼的重塑。

沿着下颌线,年轻的外观显示出清晰的下边界、尖锐的颈颏角,没有上睑下垂或颈阔肌松弛。随着年龄的增长,下颌脂肪和面颊深层脂肪会下降到下颌骨的下边缘。下颌的外观出现了明显的咬肌韧带和下颌皮韧带的松弛,以及它们之间的脂肪下降。颈阔带、颈颏角清晰度降低、真皮改变和脂肪沉积是颈部衰老的标志。图 1.7 展示了与年轻

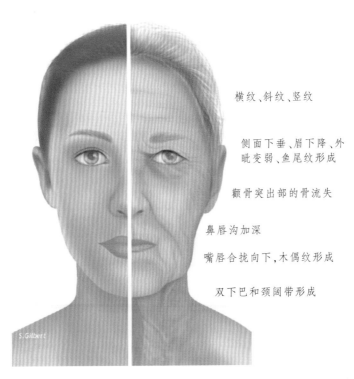

横纹、斜纹、竖纹

侧面下垂、眉下降、外眦变弱、鱼尾纹形成

颧骨突出部的骨流失

鼻唇沟加深

嘴唇合拢向下,木偶纹形成

双下巴和颈阔带形成

图 1.7　年轻的面部与衰老的面部进行对比,显示了面部衰老的标志性特征。

的外观相比面部衰老的标志性区域。

逆转或掩盖面部衰老的迹象是所有面部美容手术的目标。正确评估是所有面部年轻化治疗的关键。回顾有关衰老的文献和治疗方法，我们的思维模式已经完成了从使皮肤紧致到维持体积的转变。最令人鼓舞的是，我们对面部解剖结构也有了深入理解，也就能找到更好的应对衰老的方法。

1.10 患者选择、评估、记录

微创手术(MIP)，如注射神经毒素和面部填充物，占据了面部年轻化美容手术的主体。许多患者是年轻患者，需要更好的治疗体验和尽可能少的休息或恢复时间。许多患者正在寻求无后遗症的面部抗衰 MIP 技术，从而避免或推迟整形手术。美国美容整形外科学会公布了整形外科数据库，该数据库显示非手术美容相较于手术美容的比例急剧上升(图 1.8)。

易于使用、低并发症发病率、低过敏风险、产品多样性和适应证广泛是非手术美容急剧增加的原因。这些技术的进展已经为那些从来没有考虑过外科手术的患者提供了治疗方法。

为患者提供美容神经毒素和软组织填充剂的临床医生必须对面部解剖和面部表情肌肉力学有详细的了解。彻底了解面部衰老过程，包括发生在皮肤、皮下组织和面部肌肉的生理变化，是为患者提供有效治疗的关键。这方面的知识必须与用于恢复面部容量的产品药理学和作用特性的深入理解相结合。临床医生还必须对面部形态有鉴赏能力，才能达到令患者满意的效果。

1.11 患者的选择和评估

患者寻求 MIP 的动机差异很大，但大致可以分为三个主要因素。年轻的患者，通常

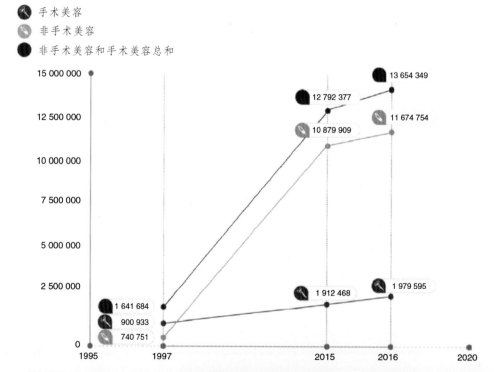

图 1.8 美国国家美容数据库获取的手术美容和非手术美容统计数据。注意非手术治疗数量的快速增加。包括所有的美容手术和面部具体手术的进一步数据可以通过美国美容整形外科学会网(www.surgery.org)获取。

为 18~35 岁,他们的动机通常是想要修复他们觉得有缺陷的面部区域或者预防皱纹的形成。35~55 岁的人群通常是想寻求面部年轻化,而 55 岁以上的人通常寻求修复重建。这些患者正在寻找风险最小、恢复最快的治疗方式。与所有的美容过程一样,由现实预期的提供者进行批判性评估或自我病理性评估是至关重要的。

由于一些 MIP 存在禁忌证,临床医生必须要评估患者是否适合手术。患者的主诉可以通过多种方式进行评估,最简单的方式就是询问他们想要达到什么效果,然后利用一个综合数据库进行系统的面部评估,包括 Glogau 分类、面部 1/3 评估、面部 1/5 评估和面部衰老的相关发现等(表 1.1)。评估结果可以与患者描述相结合,有助于确查治疗区域。

在评估中,面部正面图(图 1.9a,b)的帮助很大,临床医生可以找出静态和动态皱纹的位置、容积损失的区域、多余或下垂的皮肤和深皱纹。照片和(或)视频可用于在治疗前显示所关注的区域。视频在确定皱纹形态时用处很大。另外,要仔细查看面部表情是否对称。评估完成后,应与患者一起讨论治疗

方案,包括基本原理、预期结果、潜在风险和并发症。如果可以使用不同的产品来处理相同的问题,应对患者分析每种产品的优缺点。

1.12　治疗顺序

治疗顺序是基于所使用的产品和所治疗的领域,将在本书的其余部分进行更详细的讨论。一般来说,治疗应该从神经毒素开始,然后是面部填充物。神经毒素注射一般在面部上 1/3 处,面部填充物在面部下 2/3 处,除外眼外侧区域(鱼尾纹)。

治疗的顺序一般取决于医生的偏好和经验,以及患者的解剖结构。如果两者都要注射到同一区域,最好是在注射神经毒素 1 周后再注射填充物。如果是过度发达的肌肉,并且计划在相同的区域注射填充剂,消除一些肌肉功能会获得更好的效果。当考虑注射填充剂时,通常首选从面中部开始,因为增加面中部、面颊和鼻唇沟处的体积后,会导致面下部组织的相对提升。最终,美丽的面容是我们的目标,而了解衰老的解剖学变化结果是实现这一目标的必要条件。

表 1.1　光老化和皱纹的 Glogau 分类

分组	分类	年龄范围(岁)	描述	皮肤特点
I	轻度	28~35	无皱纹	早期光老化:轻度色素变化,无角化,轻微皱纹(淡妆或不化妆)
II	中度	35~50	动态纹	早到中期光老化:褐点可见,角化明显但不可见,平行的笑纹开始出现(应用少量粉底)
III	重度	50~65	静态纹	重度光老化:明显变色,可见毛细血管(毛细血管扩张),可见角化(常应用较重的粉底)
IV	严重	60~75	皱纹遍布	严重的光老化:皮肤呈黄灰色,皮肤恶性肿瘤前期,皱纹遍布(没有正常的皮肤)(因为皮肤结块、干裂不能化妆)

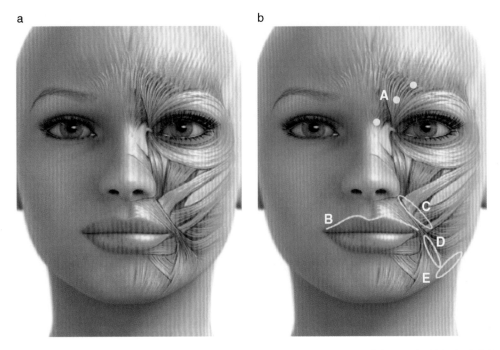

图 1.9 这张图表可以从 Allergan 网站上获得。临床医生可以向患者展示需要治疗的区域,并提出治疗方案。用神经毒素治疗的单个肌肉可以和注射部位一起标注,填充治疗也一样。它还可用于辅助记录治疗位置和数量。(a)解剖治疗计划及记录保存说明。(b)A,神经毒素注射部位;B,上唇;C,鼻唇沟;D,木偶纹;E,颊前沟。

(陈孝强 译)

参考文献

1 Rohrich, R.J. and Pessa, J.E. (2007). The fat compartments of the face: anatomy and clinical implications for cosmetic surgery. *Plast. Reconstr. Surg.* 119 (7): 2219–2227. discussion 2228–2231.

2 Krugliikov, I., Trujilio, O., Kristen, Q. et al. (2016). The facial adipose tissue: A revision. *Facial Plast Surg.* 32 (6): 671–682.

3 Ghassemi (2003). Anatomy of the SMAS revisited. *Aesthetic Plast. Surg.* 27 (4): 258–264.

4 Bertossi, D. (2015). Classification of fat pad of the third medium of the face. *Aesth. Med.* 1 (3): 103.

5 Furnas, D.W. (1989). The retaining ligaments of the cheek. *Plast. Reconstr. Surg.* 83: 11.

6 Stuzin, J.M., Baker, T.J., and Gordon, H.L. (1992). Therelationship of the superficial and deep facial fascias: Relevance to rhytidectomy and aging. *Plast. Reconstr. Surg.* 89: 441.

7 Mitz, V. and Peyronie, M. (1976). The superficial musculo-aponeurotic system (SMAS) in the parotid and cheek area. *Plast. Reconstr. Surg.* 58: 80–88.

8 Freilinger, G., Gruber, H., Hapapk, W. et al. (1987). Surgical anatomy of the mimic muscle system and the facial nerve: importance for reconstructive and aesthetic surgery. *Plast. Reconstr. Surg.* 80: 686.

9 Rohrich, R.J., Arbique, G.M., Wong, C. et al. (2009). The anatomy of suborbicularis fat: implications for periorbital rejuvenation. *Plast. Reconstr. Surg.* 124 (3): 946–951.

10 Rohrich, R.J., Pessa, J.E., and Ristow, B. (2008). The youthful cheek and the deep medial fat compartment. *Plast. Reconstr. Surg.* 121 (6): 2107–2112.

11 Aiache, A.E. and Ramirez, O.H. (1995).

The suboribicularis oculi fat pads: an anatomic and clinical study. *Plast. Reconstr. Surg.* 95 (1): 37–42.

12 Mendelson, B.C., Muzaffar, A.R., and Adams, W.P. Jr. (2002). Surgical anatomy of the midcheek and malar mounds. *Plast. Reconstr. Surg.* 110 (3): 885–896. discussion 897–911.

13 Knize, D.M. (2009). Anatomic concepts for brow lift procedures. *Plast. Reconstr. Surg.* 124 (6): 2118–2126.

14 Stuzin, J.M., Baker, T.J., Gordon, H.L. et al. (1995). Extended SMAS dissection as an approach to midface rejuvenation. *Clin. Plast. Surg.* 22: 295–311.

15 Alghoul, M. and Codner, M.A. (2013). Retaining ligaments of the face:Review of anatomy and clinical applications. *Aesthet. Surg. J.* 33: 769.

16 Ozdemir, R., Kilinç, H., Unlü, R.E. et al. (2002 Sep). Anatomicohistologic study of the retaining ligaments of the face and use in facelift: retaining ligament correction and SMAS plication. *Plast. Reconstr. Surg.* 110 (4): 1134–1147.

17 Rossell-Perry, P. (2013 Feb 06). The zygomatic ligament of the face: a critical review. *OA Anatomy* 1 (1): 3.

18 Mendelon, B. (2009). Facelift anatomy, SMAS retaining ligaments and facial spaces. In: *Aesthetic Plastic Surgery* (ed. S.J. Aston, D.S. Steinbrech and J.L. Walden). London, UK: Saunders Elsevier.

19 Pessa, J.E. (2016). SMAS fusion zones determine the subfascial and subcutaneous anatomy of the human face: Fascial spaces, fat compartments, and models of facial aging. *Aesthet Surg J.* 36 (5): 515–526.

20 Chang, J. (2001). Arterial anatomy of subdermal plexus of the face. *Keio J. Med.* 50: 31.

21 Lavker, R.M., Zheng, P.S., and Dong, G. (1986). Morphology of aged skin. *Dermatol. Clin.* 4 (3): 379.

22 Lambros, V. (2007). Observations on periorbital and midface aging. *Plast. Reconstr. Surg.* 120 (5): 1367–1376.

23 Reece, E.M., Pessa, J.E., and Rohrich, R.J. (2008). The mandibular septum: anatomical observations of the jowls in aging – implications for facial rejuvenation. *Plast. Reconstr. Surg.* 121 (4): 1414–1420.

24 Owsley, J.Q. (1995). Elevation of the malar fat pad superficial to the orbicularis oculi muscle for correction of prominent nasolabial folds. *Clin. Plast. Surg.* 22: 279–293.

25 Warren, R.J., Aston, S.J., and Mendelson, B.C. (2011). Face lift. *Plast. Reconstr. Surg.* 128 (6): 747e–764e.

26 Mendelson, B.C., Freeman, M.E., Wu, W. et al. (2008). Surgical anatomy of the lower face: the premasseter space, the jowl, and the labiomandibular fold. *Aesthetic Plast. Surg.* 32 (2): 185–195.

第 2 章

神经毒素：A型肉毒素在美容中的应用

Jon D. Perenack，Shelly Williamson-Esnard

2.1 肉毒素简介

在过去的 30 年里，A 型肉毒素在美容方面的应用在整形外科界具有革命性的意义。从其诞生到 20 世纪 80 年代，A 型肉毒素注射除皱已经成为世界上最常用的美容手术。该技术简单易学，应用方便，结果可控，且对患者的工作、生活几乎没有任何影响，并发症的发生概率极小且具有自限性。几乎没有任何一项美容手术能达到如此多的效果且没有负面影响，这便是它如此受欢迎的原因。

肉毒杆菌神经毒素（BoNT）的作用早在多年前已被发现。1793 年，德国威尔巴德首次发现了肉毒杆菌中毒。这种疾病最初与食用血肠有关，后来被称为肉毒杆菌中毒，引用于拉丁语"botulus"，代表香肠的意思。1897 年，肉毒杆菌中毒的临床症状被证实与一种外毒素有关，是一种专性厌氧菌——肉毒梭状芽孢杆菌，而非肉毒杆菌感染导致。接下来的 50 年内，研究者确定了两种不同的梭状芽孢杆菌菌株（A 和 B）和 8 种不同的毒素血清型（A、B、C1、C2、D、E、F 和 G）。

肉毒杆菌外毒素能够通过在神经肌肉接头处抑制乙酰胆碱（ACh）的释放，导致支配肌肉的收缩减少。在其他以 ACh 作为神经递质的组织中的作用，具体表现取决于靶器官的功能。例如，减少汗腺和唾液腺的分泌[1]。

早在 20 世纪 40 年代，人们就对 BoNT 的医学应用进行了研究。20 世纪 70 年代末，A 型肉毒素（BoNTA；Oculinum）被试用于斜视和眼睑下垂的治疗。在治疗斜视的过程中观察到，在肌肉紊乱得到改善的同时，肌肉阻滞有时也会延伸到眼轮匝肌的外侧起到平复"鱼尾纹"的作用。患者对这一意外取得的效果非常满意，并要求在对侧也进行相同的治疗以达到对称的效果，这就是肉毒素在美容方面的第一次应用[1-3]。

随后的研究使美国食品药品监督管理局（FDA）批准肉毒素用于治疗与局部乙酰胆碱释放相关的多种疾病。这些疾病包括斜视和眼睑痉挛（1989 年）、颈椎病（2000 年）、眉间纹（2002 年）、腋窝多汗症（2004 年）、成人慢性偏头痛（2010 年）、鱼尾纹（2013 年）和膀胱刺激征（2013 年）。此外，BoNT 还被"超范围"用于许多其他情况，包括颞下颌关节功能障碍（TMD）、三叉神经痛，以及所有其他与面部轮廓和(或)肌肉相关的美容用途。

在美国,用于美容目的的 BoNT 的使用量持续增长,从 1997—2015 年增长了近 65 倍。美国美容整形外科学会估计,2015 年全美范围内进行了超过 400 万次的美容性 BoNT 注射[4]。

2.2 肉毒杆菌毒素的生理特性

虽然美国有医用级的 A 型肉毒素和 B 型肉毒素制剂,但临床上只有 A 型肉毒素用于美容。A 型肉毒素中活性颗粒是分子量为 150kDa 的双链蛋白,其通过二硫键连接在一起[5,6]。注射到组织中后,这种蛋白与产生 ACh 的神经元终板(通常在神经肌肉接头处)结合,随后被内化。进入神经元后,A 型肉毒素会水解 Snare 复合体的 SNAP 25 蛋白,瓦解其含乙酰胆碱囊泡的功能,从而抑制神经递质的释放。在肌肉组织中,缺乏 ACh 释放

会导致相关横纹肌的弛缓性瘫痪。临床上,这会导致肌力减弱和肌肉体积的明显萎缩。这种肌力减弱的过程在注射后 2~3 周内达到高峰[7]。这一延迟可能是由 BoNT 在被内化之前,已经结合到膜上的 ACh 囊泡释放所致。一旦这些残留的囊泡被耗尽,肉毒素注射的效果便达到峰值。这是不可逆的,然而由于神经元能够产生新的轴突萌芽,肌肉组织会在 3~6 个月内被新神经再支配,此时就需要补充治疗[7-9]。

目前,在美国有 3 种主要的 A 型肉毒素产品可供选择。Onabotulinumtoxin A 由美国加利福尼亚州尔湾的 Allergan 公司生产,市场名为"保妥适"。Abobotulinumtoxin A 由英国斯劳的 Ipsen 有限公司生产,市场名称为 Dysport。Incobotulinumtoxin A 由德国法兰克福麦氏大药厂生产,市场名为 Xeomin [10-13](图 2.1)。

虽然这 3 种 A 型肉毒素产品都能阻止

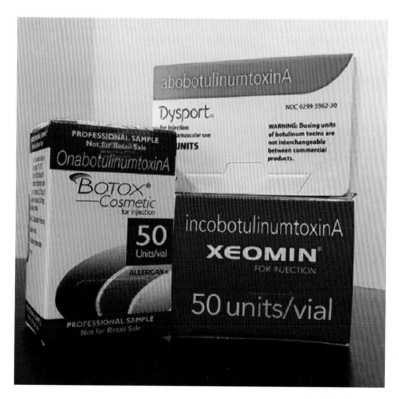

图 2.1　这是 3 种 A 型肉毒素产品的包装。图中是 50U/瓶的保妥适、Dysport 和 Xeomin。

ACh 囊泡的释放,但其剂量-效应关系不同。这些差异是由制造工艺、配方和效力测试方法不同等因素造成的(表 2.1)。

2.3 制造工艺

与化学合成的药物不同,BoNT 是从活细菌中纯化的生物蛋白质复合物。其血清型及蛋白组成取决于生产它的细菌[14,15]。在神经毒素的制造过程中,培养细菌和分离蛋白的过程受到严格的控制,因为技术上的微小变化就可能会导致产出的 A 型肉毒素临床特征有巨大差异。以上 3 个公司的细菌菌株都能产出分子量 150kDa 的神经毒素颗粒,均具有松弛肌肉的效果。Xeomin 产品只由分子量 150kDa 的神经毒素组成,而保妥适和 Dysport 还含有不同分子量大小(300kDa、500kDa、900kDa)的神经毒素辅助蛋白(NAP),这取决于生产所用的菌株。虽然在理论上 NAP 有助于稳定和保护 150kDa 的神经毒素颗粒,但还没有研究能确定它们对临床实际应用效果产生的影响[16-18]。药品被注入组织后,150kDa 的神经毒素颗粒必须首先和 NAP 解离之后才能与神经元结合,但这一过程需要的时间尚不确定。一些研究表明,在生理 pH 值水平下,NAP 会与神经毒素紧密结合很久,但也有研究表明,NAP

在注射前或注射后不久就会和神经毒素解离[16,17],这一时间很可能少于 1 分钟。临床研究表明,这 3 种产品都会在注射后 3~5 天内引发靶肌肉无力。有些研究直接将这 3 种产品的效果进行比较,但结果似乎没有明显的差异[7,18]。

150kDa 的神经毒素颗粒和 NAP 的免疫原性也不断被研究。最初的理论是,含有 NAP 的 A 型肉毒素产品更可能激发免疫反应,进而中和 150kDa 的神经毒素颗粒。然而随后的研究证实,虽然 NAP 可能会刺激免疫反应,但这种免疫反应是非中和性的,不会降低神经毒素颗粒的活性。临床前研究表明,NAP 实际上可能使神经毒素颗粒逃避免疫反应的影响[19-21]。临床上,这 3 种产品因神经毒素颗粒灭活引起的过敏反应和注射无效均极其罕见。注射后无效更可能由产品的储存、运输、制备和注射技术等原因导致。此外,患者的满意度与疗效和疗效持续时间高度相关,由于该区域的肌肉代偿,反复频繁的注射可能会随着时间的推移而降低患者的满意度,而且,反复频繁的注射也会导致肌肉的支配神经重叠,以及患者期望的增加。

临床医生们希望在使用不同产品时达到类似的效果。由于没有测量神经毒素效力的国际标准,每个制造商都有自己专有的效力测试方法和参考标准。临床上,保妥适和

表 2.1　A 型肉毒素产品和制造方法的比较

制造商	Allergan[5,6,13,14]	Ipsen[5,6,11,14]	Merz[5,6,10,14]
商品名	保妥适	Dysport	Xeomin
别名	OnabotulinumtoxinA	AbobotulinumtoxinA	IncobotulinumtoxinA
提纯方法	结晶法	色谱分析法	色谱分析法
提纯产品	900kDa A 型肉毒素复合蛋白	<500kDa A 型肉毒素复合蛋白(未公开)	只有 150kDa A 型肉毒素蛋白
赋形剂	900μg NaCl+500μg 人血清白蛋白/100U	2.5mg 乳糖+125μg 人血清白蛋白/500U	4.7mg 蔗糖+1mg 人血清白蛋白/100U
成品	真空干燥	冻干	冻干

Xeomin 的规格为每瓶 100U，而 Dysport 的规格为每瓶 300U。比较 3 种产品单位剂量当量的研究得出了相互矛盾的结果。一般来说，1U 的保妥适大致相当于 1U 的 Xeomin，二者都相当于 2.5~3U 的 Dysport。保妥适对小鼠的半数致死量为 1U。对 70kg 人体的半数致死量为 2500~3000U，或 40U/kg。假设治疗眉间纹需 25U，这约为人体半数致死量的 1%[6,10,11,13]。

在进行注射时，A 型肉毒素的扩散作用也是需要考虑的一个重要因素。理想情况下，药物只会影响目标肌肉而不会对相邻的肌肉产生作用。在注射时，几乎没有证据证明这 3 种产品在扩散作用方面具有差异性。有许多研究试图量化这种扩散能力，比如在腋下区域的环形注射被用于治疗多汗症，在达到最大效果后将淀粉涂抹到该区域以描绘减少出汗的面积，从而绘制扩散图，然而操作和稀释标准的不同使这些研究存在不确定性[22-25]。临床上，增加稀释度与扩散面积更相关，以标准稀释度和剂量注射的 A 型肉毒素通常会在注射点半径 1cm 的范围内进行扩散。

临床效果的持续时间与新轴突的萌发和随后的神经再支配相关。然而，在临床实践中，疗效的持续时间可能取决于许多因素。实际上，大多数患者并不想变成"冰美人"，而是希望尽可能保留丰富的面部表情。因此，治疗的理想目标是达到介于面瘫和无效之间的效果。一般来说，患者注射后越接近于面瘫状态，效果持续的时间就越长。那些希望效果较弱的患者，复原的速度似乎更快。同样，在注射后 3 周感到效果不佳的患者通常会说保妥适效果的持续时间不像预期的那么长。这可能是由邻近肌肉的代偿作用、肌肉的神经再调节或患者的心理因素所致。在治疗效果的另一极端，要求成为"冰美人"的患者也可能反馈效果并没有持续到预期的 3~6 个月，这些患者通常在治疗后 2 个月就诊，在目的肌肉出现轻度活动时要求再次注射 A 型肉毒素。这取决于患者对治疗抱有什么样的期望和看法，患者需要清楚地认识到，A 型肉毒素的效果会在 3~6 个月之内逐渐消失，而不是到相应时间点突然失效。如果临床医生同意提前 3~4 个月为患者再次注射，就会出现另一个问题。神经元的轴突萌发发生在两个不同的时间轨道上，这会导致患者每两个月或更早时间节点就需要重新注射，从而形成一个恶性循环。这不仅会导致患者治疗费用增加、满意度下降，并且重复注射也会增加对 A 型肉毒素产生抵抗的风险。理想情况下，应该劝说这部分患者等待肌肉功能完全恢复后再进行适当的 A 型肉毒素治疗。

对这 3 种产品的临床效果持续时间进行比较性研究，其结果是矛盾的。这些研究的难点在于各产品在生产和稀释技术方面存在差异。正如前面所讲，这 3 种产品并非完全一致。大多数使用多种 A 型肉毒素产品的临床医生倾向于调整注射技术和剂量，以获得临床上的相似效果，并保持相同的持续时间[26-29]。

这 3 三种产品的禁忌证大体相同，包括对已知的其中任何成分的超敏反应。其都含有人血清白蛋白，但各种辅料（NaCl、乳糖、蔗糖）和辅助蛋白具有差异。患有全身性神经肌肉疾病的患者是肉毒素注射治疗的相对禁忌证或绝对禁忌证，这取决于病情的严重程度。接受氨基糖苷类抗生素或放线菌素治疗的患者也必须谨慎考虑是否应用肉毒素，因为这两类药物会增强 A 型肉毒素的效果。A 型肉毒素治疗最常见的绝对禁忌证是准备妊娠、妊娠期和哺乳期女性[10,12,13]。

2.4 临床应用

在患者需要使用 A 型肉毒素时，应尽可

能进行全面评估，包括皮肤的光化性损伤、血管性疾病、色素沉着异常等，以及评估患者的面部轮廓和容量的缺失或过剩情况，应该了解患者的期望和目标以达成共识。我们建议在诊室里放一面大镜子，以向患者展示他们的面部特征，以及向其说明 A 型肉毒素治疗可能带来的预期改善(图 2.2)。

此外，不仅对于接受 A 型肉毒素治疗的患者，还有接受皮肤美容和美容外科手术的患者，术前术后拍照对比都很有必要。患者对于肉毒素治疗效果的认知程度有限，常常会和面部填充物治疗混淆。即使患者坚持只进行 A 型肉毒素注射，讨论过程也能够使患者知情同意，医生也需向患者交代预期结果，以提高患者满意度。

经常会看到有肉毒素治疗史的患者，他们对想要的产品和剂量有广泛的了解，这些患者经常拒绝进行全面评估，"只想注射保妥适"。然而，这些患者常常会在治疗和效果预期的各个方面表现出认知差异。患者以前可能在一个美容和外科基础认知有限的人那里接受过 A 型肉毒素治疗，并且得到的信息和治疗效果也不是很理想。患者经常会寻求更低的价格或更好的治疗效果，这为临床医生提供了讨论的切入点，可以更明确地为患者提供咨询并更好地告知患者具体信息。

大多数临床医生发现，首次治疗的沟通时间大约需要 45 分钟，随后的再次注射通常只需要 10~15 分钟的沟通时间。

2.4.1 接受治疗的患者年龄

新媒体时代，年轻人变得更容易接受肉毒素注射和填充物治疗。治疗 20 多岁(或年龄更小)的患者时，基本原理是阻止表皮和真皮性皱纹的形成。事实上，对脑卒中患者的研究，以及对应用 A 型肉毒素的患者从年轻到 30 岁的观察，似乎证实了肌肉麻痹对皱纹形成的预防作用。年轻的患者有时也希望达到某种特定的外观或者淡化一些皱纹。事实上，老年患者的治疗需求一样很大。虽然在父母同意的情况下对 18 岁以下的患者进行综合治疗是合法的，但尚存在一定的争议。对 18 岁以上的患者在治疗时应与任何其他老年患者一样遵循知情同意原则。

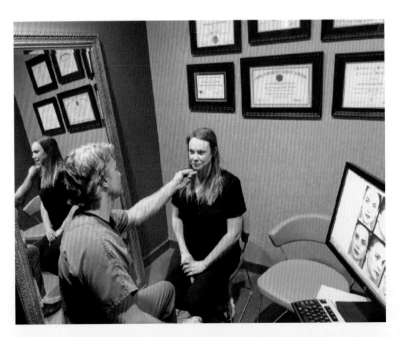

图 2.2　会诊室应放置一面大镜子，电脑上要显示术前、术后的照片。

虽然美容性 A 型肉毒素注射最常见的患者年龄组是 30~40 岁，但也有一大群 50 岁、60 岁以上的人需要治疗[4]。对于眉间/前额高度松弛和上睑下垂的老年患者，A 型肉毒素治疗可能无效。在这种情况下，面部皱纹主要是由皮肤冗余和折叠引起的，并不会随着肌肉放松而改善。这些患者往往依靠潜意识的额肌收缩将眉毛抬高以保证视野，额肌的失活会导致提眉困难，并可能影响视力。所以此情况并非肉毒素的适应证，应该行提眉术手术治疗(图 2.3)。

有趣的是，一次良好的提眉手术可能会使这些患者重新成为 A 型肉毒素的最佳受体。

在美国，临床医生是否具有提供美容性

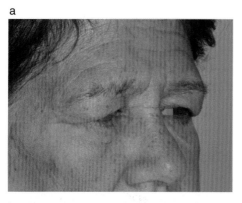

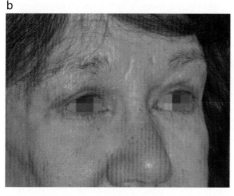

图 2.3　(a)该患者有明显的上睑下垂，不适合注射 A 型肉毒素治疗。(b) 同一名患者在接受上睑除皱术，上、下眼睑成形术及激光表面重整后，可接受 A 型肉毒素治疗。

肉毒素治疗的资格因州而异，由各州医疗、牙科和护理委员会以及议会立法监管。皮肤科医生、整形外科医生、耳鼻喉科医生、眼科医生和口腔颌面外科医生是常见的从业者。大多数州的医学委员会允许任何医学博士或执业医师提供美容性肉毒素治疗，无须接受培训。在州医学委员会的监管下，家庭医生、急诊医生很少在社区医疗中心提供肉毒素治疗。一定条件下，助理医师也被允许在医生监督下进行一定程度的肉毒素治疗。根据各州牙科委员会和立法的不同，一些州允许普通牙医提供肉毒素治疗。州护理委员会可以批准护士在有或没有医生直接监督的情况下提供肉毒素治疗。由于医护人员在经验和培训方面存在差异，术前同患者的充分沟通是十分重要的。

在患者数量过多的情况下，由护士或医助进行肉毒素治疗的例子并不少见，这一点对于面部整形外科医生来说有利有弊。虽然这使医生有更多的手术和查房时间，但也压缩了医生和患者的沟通时间。对于医疗团队来说，在初始评估、护理方案以及何时转诊给医生等方面应有明确的指导标准。根据作者的经验，医助或护士同患者提前交流沟通可以消除他们对手术的恐惧心理，建立这种密切关系可强化医患之间的相互信任。

2.4.2 贮存和制备

这 3 种产品包装都是冷冻保存的小玻璃瓶，底部有少量透明或白色粉末。有专家指出未稀释的产品实际上可以在室温下保存，对使用效果几乎没有影响。保妥适应保存在 2~8℃ 的冰箱里，建议 Dysport 也应冷藏保存，虽然 Xeomin 的厂商表示他们的产品无须冷藏，但也要避免较高的环境温度。这 3 种产品都提供单次剂量包装，但实际使用中往往是过量的。这 3 种产品都要求在配制后短期内使用，其中 Xeomin 保存时间最长,为 24 小时[10,11,13]。事实上,许多研究报告称,配制后的产品冷藏两周后几乎没有变化,且冷冻对其功效也没有影响[30]。

当计划稀释产品时,1~10mL 的稀释体积都很常见。根据我们的经验,我们倾向于采用 2.5mL 稀释,因为这样每 0.1mL 就包含 4U 保妥适或 Xeomin,或 12U Dysport(图 2.4)。

反对应用小体积稀释的理由是,注射器中即使残留少量液体也可能会导致产品的显著损失。而更大的稀释体积虽然会减少损失,但也会增加患者的不适感和意外扩散的风险。这 3 种产品都建议用无菌的、不含防腐剂的生理盐水稀释,部分原因是担心防腐剂中的乙醇会使产品失活。然而,在实际操作中大多使用含防腐剂的生理盐水,因为它会使患者感到更舒适,且并没有影响临床疗效。配制好的注射液应为无色透明液体,变色或混浊表示产品已损坏[10,11,13]。

当医生确定了患者的注射区域和剂量后,使用 25G 的针头释放瓶中的真空,用 1mL 的注射器吸取。例如,如果皱眉肌计划注射 20U 的 A 型肉毒素,则注射 0.5mL 液

体。作者习惯针对不同的注射区域选择不同的针头,通常会应用最细的美容针头。一旦产品被吸取,1mL 注射器的 25G 针头即被更换为 1/4 英寸的 30G 或 32G 针头。注射过程中应注意无菌操作。剩余产品应冷藏保存并注明日期,瓶中液体较少时可移除瓶塞进行吸取以确保药品充分利用。

2.4.3　患者准备和一般注射技巧

患者应取坐姿,注射区域用医用乙醇或葡萄糖酸氯己定和异丙醇制剂充分消毒。在开始注射前,注射区域要保持干燥(图 2.5)。

通常情况下,临床医生会要求患者多次收缩、舒张目标肌肉,以观察确定注射位置及注射量。一般来讲,皱纹方向与肌肉收缩的方向成 90°角[31](图 2.6)。

不同患者额头和眼角的皱纹常常差异很大(图 2.7),因此我们不建议医生为各个治疗区域设定剂量和费用,这样可能会导致治疗过度,或者治疗不足。我们建议应用剂量应该因人而异。在注射前进行规划时,可在目标区域以 1~1.5cm 的间隔绘制网格以

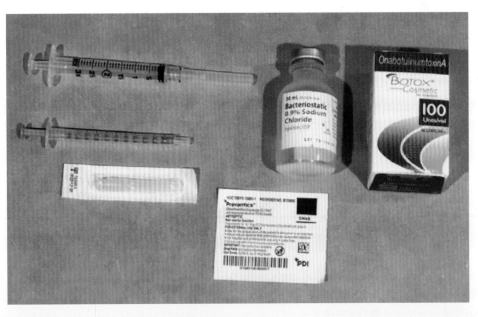

图 2.4　A 型肉毒素的注射准备。1mL 的标准喷射注射器(Air-Tite industries, item A-1)可以将所有的 A 型肉毒素溶液推出,因此,当考虑到多例患者时,可以节省大量的产品。

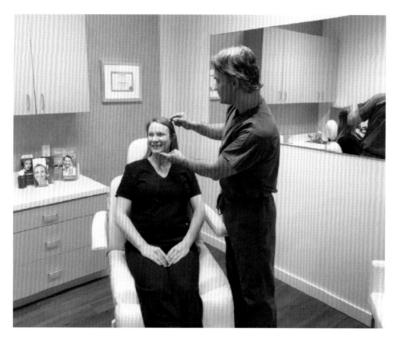

图 2.5　理想的治疗室应采光良好 , 座椅舒适可调 , 而且可以方便患者活动。

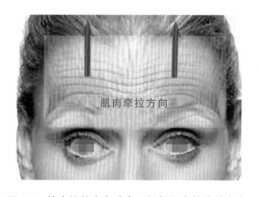

肌肉牵拉方向

图 2.6　抬头纹的走向垂直于额部肌肉的收缩方向。

标记注射点。新手操作者可以考虑用眉笔在计划注射的位置进行准确标记。需要注意的是 , 所有的注射位置要位于眶缘上外侧至少 1cm, 以防止药品扩散到眼眶内 , 造成Mueller肌阻塞 , 引起上睑下垂 (图 2.8)。

　　一些临床医生习惯冰敷或使用乙基氯喷雾局部麻醉注射部位。理想情况下 , 药品应该被直接注入肌肉内 , 完全不需要先用针头触碰骨膜 , 再稍做回缩。这种过时的操作方法常常会使针头变钝 , 造成更多的疼痛和瘀伤。如果肌肉被较厚的组织覆盖 , 在进针

过程中掐捏肌肉以确定深度。一般情况下 , 进针方向与皮肤成 30°~45°角 , 从毛孔处进针会更加容易。需要注意的是 , 进针部位和最终的注射部位是不同的。

2.4.4　针对特定区域的治疗建议

　　研究显示 , A 型肉毒素有 97% 被应用于上面部。上面部主要分为以下 3 个区域 : ①眉间 : 由皱眉肌、降眉间肌和内侧眼轮匝肌在眉间区域形成的垂直和水平皱纹 ; ②额头 : 因额肌收缩而产生的横纹 ; ③鱼尾纹 : 主要由外侧眼轮匝肌和少数颞顶筋膜内的小肌肉产生的向外辐射的皱纹 (图 2.9)。

　　A 型肉毒素在中下面部和颈部的应用十分灵活 , 应随实际症状具体调整。下文给出的是对于保妥适和 Xeomin 来说的近似剂量 , 乘 3 即为 Dysport 的剂量。

2.4.4.1　眉间

　　眉间区域的治疗目的是减少眉毛之间的皱纹 , 使整个面部看起来更柔和 , 患者可

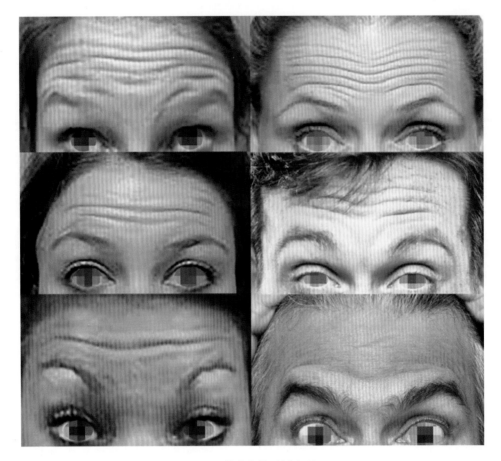

图 2.7 抬头纹的不同表现。

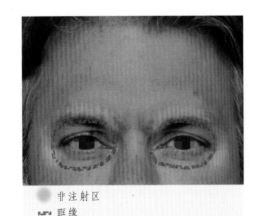

● 非注射区
ᴌⁿᴌ 眶缘

图 2.8 眶缘上外侧 1cm 区域为禁忌注射区。

能希望完全或部分阻滞他们皱眉的能力。眉间纹由眉毛之间的垂直线（有时是 1 条、2 条或多条）组成，当眉毛变窄时，垂直线便会形成。水平线会在眉毛内侧下降时形成，位

于垂直线下方。成对的皱眉肌主要导致垂直线，降眉间肌和额肌与内侧眼轮匝肌的交错主要导致水平线，眉间皱纹是由这些肌肉共同形成的。

该区域通常规划 5 个注射点，每个注射点至少距离眶缘 1cm 以上，以避免药物扩散引起上睑下垂。可以让患者皱起眉头并用力捏一下这个区域来找出肌肉最活跃和最厚的区域。皱眉肌插入真皮层的位置在活动时通常会在皮肤上形成一个凹陷，此处即为注射的侧边界。对于外侧插入点较宽的患者，应使用 7 点注射法以阻断整个皱眉肌(图 2.10)。

注射点应该位于肌肉内，要从下到上进针以保证将药物注入眶缘上方 1cm 之外。每个注射点平均 4~5U，但男性患者和皱纹明显的女性患者可能需要应用两倍剂量[7,9]。正

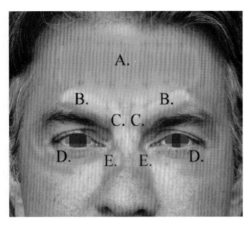

A. 前额

B. 皱眉肌

C. 降眉间肌

D. 眼轮匝肌

E. 鼻肌

图 2.9 上面部常见注射肌肉。

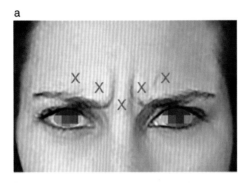

a

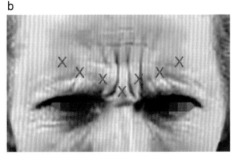

b

图 2.10 (a)眉间区域标准 5 点注射法。(b)大面积眉间纹的 7 点注射法。

因如此，在注射前与患者进行讨论以确定预期效果是很重要的。在首次注射时，可能会给女性 20U、男性 30U 的标准剂量，但应告知患者，如果他们对注射后 2~3 周的效果不满意，可能需要补充注射。理想情况下，补充注射应在首次注射后 2~4 周内进行。当患者需要补充注射时，要记录总的注射剂量，并在 3~6 个月后效果消失再次注射时采用。患者偶尔会在注射 1 周后反映效果不佳或者

看起来有点不对称，此时不要重新注射治疗区域，而要让患者放心，因为最大效果还没有达到，应在 2~3 周后再次进行评估。对一些患者来说，不可能完全阻断所有的皱眉活动。

对眉间区域的治疗，患者的期望可能过高，虽然目标是获得平滑、无皱纹的眉间区，但反复的运动常常会导致表皮和真皮皱纹的形成。在情况严重的病例中，皮下脂肪也会在折痕深处萎缩。由于 A 型肉毒素的唯一作用是减少肌肉运动，必须让患者理解上述的"结构性"折痕不能仅仅通过这种方式得到改善。这些残留的皱纹可以通过注射填充物、脂肪移植和皮肤表面处理技术来达到最佳效果。在用填充剂处理该区域之前，要先让 A 型肉毒素的治疗达到最大效果。

2.4.4.2 前额

前额区域的治疗目的是使前额平坦且光滑，在眉毛抬高时不会因额肌的垂直收缩而形成抬头纹，同时又能够保持一定的活动度。男性患者倾向于保留更多的活动度，女性患者则相反，但不应让活动完全消失。此外，大多数女性倾向于选择将眉外侧抬高，而男性则认为这种方式所呈现的效果非常不自然。男性的额头/眉毛应与眶上缘的曲线保持一致。患者的目标和期望是决定注射方法的关键。理想情况下，治疗不会导致眉

毛或眼睑下垂。防止眉毛下垂的主要方法是评估前额需要多少剂量才能使眉毛在静息状态下保持在正常位置。部分患者因额肌的持续痉挛导致眉毛位置过高，可以让这部分患者闭上眼睛放松以确定真实的眉毛位置。对于放松时眉毛位置较低的患者治疗需要更加谨慎，降低剂量，或者考虑做提眉术。保证注射距离距眶缘 1cm 可以防止注射导致的眼睑下垂。

抬头纹因人而异，相较于前额较短的患者，发际线后移、前额高的患者会在更大的区域产生更多的皱纹。我们预计每个肉毒素注射点基本上会影响直径为 2cm 的一圈组织，额头面积越大，所需剂量就越高。额肌是一块薄而平的肌肉，可以以 1.5cm 的间隔绘制网格以确定注射点。通常情况下，每个注射点的注入量为 2~3U[7,9]。额肌较厚时形成的皱纹较深，每个注射点可能需要 4~5U 的注入量。对于女性患者，瞳孔中线外侧应注射较少剂量，以保留外侧眉弓（图 2.11）。

如果计划同时注射眉间和前额区域，我们建议先注射眉间，然后根据眉间注射的治疗区域，将前额注射部位绘制网格以进行标记。对于前额较短的患者，通常只需要几个注射点就可以完成前额的治疗。

对于额肌外侧拉力较强、皱纹较深的患者，不能只注射两侧瞳孔之间的位置。这会使眉毛外侧上挑严重，即使对于想要保留外侧眉弓的女性患者来说也会显得不自然。在前额外侧皱纹的最深处注射 2U 可以防止或改善这种影响（图 2.12）。

2.4.4.3 鱼尾纹−眶外侧线

眶外侧区域的治疗目的主要是平复鱼尾纹，这些皱纹垂直于眼轮匝肌并向外辐射，在微笑或眯眼时显现。其次，对上外侧眼轮匝肌的注射会使其对同侧额肌的牵拉作用减弱或消失，从而间接引起同侧的眉毛抬高。与前额区和眉间区一样，不同患者的皱纹各异，可以以 1~1.5cm 的间隔确定半月形的注射点，同样要距离眶上和外侧缘 1cm 以上。眼轮匝肌非常薄，位置极浅，可以通过 2~4U 的皮下注射来治疗[7,9]，不必"深入"肌肉内。对内侧肌肉活动较强、皱纹较深的区域可适当增大剂量，而对外围皱纹较浅处可只注射 2U。有些患者会出现颞顶筋膜内的小肌肉激活，微笑时会导致鱼尾纹延伸到颞束。这些患者需要更多注射点和更大剂量（图 2.13）。

一般来讲，这一区域最常见的并发症之一是刺穿浅静脉造成瘀伤，虽然这会提前告知患者，但这也会带来不好的治疗体验。为了避免瘀伤发生，我们在注射时通常通过调节光照使静脉更加明显，使用放大镜也有助于发现浅静脉。超表面注射技术可以通过皮下注射从而避开浅静脉，有助于避免并发症的发生。

治疗该区域的难题之一是，患者在微笑时产生的较深的侧纹，其从鱼尾纹开始，向下延伸到眼下方，再到下侧面颊。这些线条是由唇部提肌群（主要是颧大肌）以及下睑缘的睑板前眼轮匝肌的某些部分收缩造成的。难点在于，如果只治疗外侧眼轮匝肌，在微笑时，收缩的颧肌就会像是抬起面颊和皱纹的"架子"，过渡到平滑的眼眶区域时会突然停止。这样的外观十分不自然。如果通过治疗眶下缘以下的皱纹来调和过渡区，则可能会导致颧大肌受阻以及患者笑容的严重改变，也应当避免在睑板下睑球囊中注入多个单位，因为这可能导致睑外翻。对这些患者，建议使用 1~2U 的小剂量注射来尝试达到这种细化效果（图 2.14）。

因为这一难题无法解决，部分患者会选择不治疗鱼尾纹区域。

2.4.4.4 间接提眉术

这种技术的另一应用是，患者没有鱼尾

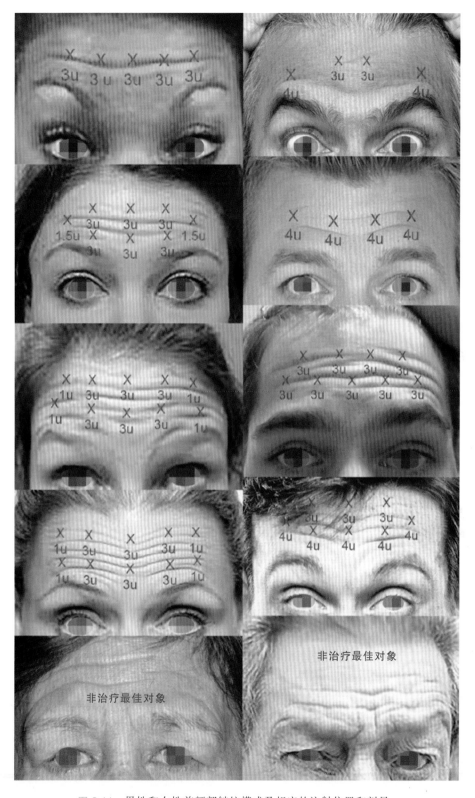

图 2.11　男性和女性前额部皱纹模式及相应的注射位置和剂量。

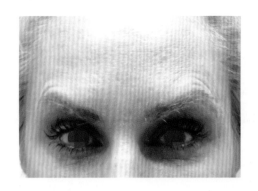

图 2.12 该患者未注射外侧额肌,导致不自然的弓形眉。

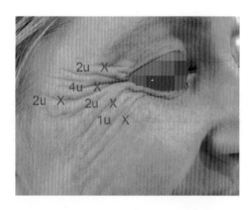

图 2.14 该患者鱼尾纹向下延伸至侧颊和眶下区域。对该区域的治疗应谨慎,从而防止出现不自然的微笑或皱纹。

纹,只希望侧面抬高眉毛(间接提眉术)。此类求美者通常都是 20~30 多岁的年轻女性。在这些情况下,没有必要对整个区域进行治疗,而是在眼轮匝肌上方或外侧(通常在眉尾下方)进行双侧 3~5U 的单次注射(图 2.15)。

这样会阻止眉毛下垂,并允许额肌无拮抗的提升[32-34]。尽管这只能使外侧眉头抬高 1~3mm,但它是一种低成本、低风险、替代手术提眉的治疗方法。在初次面诊期间,有时患者可能并没有通过手术改善眉形的绝对指征,这时应用 A 型肉毒素行间接提眉术是一个极好的选择。

2.4.4.5 纠正眉头不对称

患者眉头不对称的现象并不少见。与对侧相比,较低位置的眉头通常会伴有假性皮肤角化病的增加。我们认为,对于较大的高度差异(>3mm),需要手术提拉眉头来纠正不对称性。但对于眉头高度差异较小的患者,建议应用 A 型肉毒素进行较小的高度调节。在眉头不对称的情况下,可以把眉毛想象成悬挂在两个滑轮系统之间:额

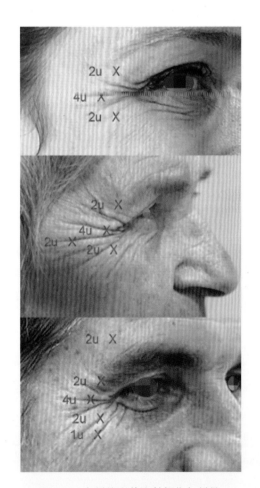

图 2.13 鱼尾纹和其注射部位与剂量。

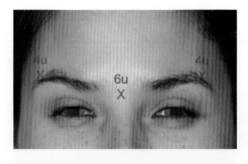

图 2.15 间接提眉术的注射位置。

肌将它向上提拉，而眼轮匝肌将其向下拉，上下肌力的相对大小决定了眉毛所处的位置。如果需要，可以将 A 型肉毒素选择性地注射到任一眼轮匝肌上，以使低眉抬高，高眉下降。为了使低眉提高，我们将单侧注射 4U，如间接提眉术所使用的。要降低较高的眉头，通常将 3 个位置以金字塔形注射 2U，恰好在外侧眉上方，且在眶缘上方 1cm 处[32-34]。较高眉毛的过度治疗可能会导致眉毛下垂，因此建议应在 3 周后复诊以评估治疗效果。在治疗过程中，医生一定要向患者解释清楚这种治疗的局限性。

2.4.4.6 其他面中部注射技术：鼻背纹

患者在微笑时鼻侧面会出现线条，这些线条被称为"鼻背纹"，主要是由鼻肌及部分提上唇鼻翼肌（LLSAN）的收缩导致。为了减轻这些皱纹，向每个鼻腹部注射 3~4U 的剂量来放松该部位[7,9]（图 2.16）。

此项技术可能会影响 LLSAN。尽管这块肌肉很小，但在微笑时它提上唇的作用很大。患者可能因此出现"扁平化"的笑容，这种笑容属于术后的并发症，对于坚持要尝试此项治疗的患者，医生一定要强调这种并发症的可能性。通常，患者会选择鼻腔内注射，虽然注射物会随着时间的流逝消耗殆尽，但很少有人会进行二次注射。

2.4.4.7 使用 A 型肉毒素进行口周修饰

接下来是关于 A 型肉毒素针对口周肌肉组织进行美容治疗的四种情况。人们发声、唱歌、演奏乐器，以及通过微笑抿嘴等方式传达情感，这些能力都依赖于这些肌肉之间的微妙平衡。因此，在所有示例中，A 型肉毒素使用的剂量都非常小，目的是减弱目标肌肉功能，而不是使目标肌肉完全失能。尽管医生在注射的过程中往往会非常谨慎，但是这种注射也可能会无意中改变唇部的功能和灵活性。由于这种不可预测性，我们建议演奏乐器的音乐家、歌手、演说家最好不要接受这些治疗。

2.4.4.7.1 垂直唇线

如前所述，上面部（眉间、前额、鱼尾纹）是大多数 A 型肉毒素美容治疗的主要目标，而下面部治疗效果的可预测性和治疗结果均较差。但是对于大部分患者而言，垂直唇线的治疗是一个例外。无论是男性还是女性患者，垂直唇线都是可以抹除的。与鱼尾纹或皱眉纹不同的是，这些小的唇线中几乎没有任何美感可言。有时这也称为"吸烟者唇线"，在非吸烟者和吸烟者中都可以看到。如同任何与表情肌相关的皱纹一样，随着时间的流逝，以及口轮匝肌的收缩，会在上唇或下唇产生表皮和真皮部的皱纹。这些线条加深就可能越过唇的"红白边界"，并在唇周围呈放射状向外延伸。在讲话过程中观察患者的唇部，如果其唇线很深，当口轮匝肌浅层插入真皮时，唇部表层的过度收缩会给人带来较强的视觉冲击。当然，这些患者可通过中度和深度的消融和亚消融表面重修进行

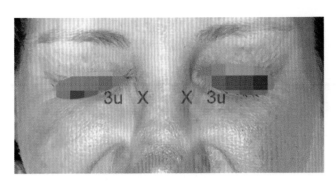

图 2.16 鼻背纹的治疗注射。

修复,注射的填充材料可以重塑唇部结构和填补深层褶皱。但是,为了纠正唇部运动的功能亢进,需要使用 A 型肉毒素进行治疗。

注射技术非常简单,将 1~2U(一滴左右)的液体注射到唇红缘上方(下唇为唇红缘下方)1~3mm 处的浅层,位于动态唇线的上方中心[35-37]。上唇很少用超过 8U 的药物治疗。由于使用的单位剂量较小,注射点之间的距离会很小(5~8mm)(图 2.17)。

与上唇相比,下唇垂直线较少,横向皱纹较多。因此需要低剂量治疗,因为过度治疗会影响唇的正常功能。即使经过适当的治疗,患者也难以通过吸管或瓶嘴喝到饮料。这种治疗方法最重要的是要注意,A 型肉毒素仅可以弱化这种唇纹的某一方面,并不能使它们彻底消失。因此,我们建议使用透明质酸填充剂来填充深层褶皱,并重塑唇白卷曲部分和唇部结构。理想情况下,应该在 A

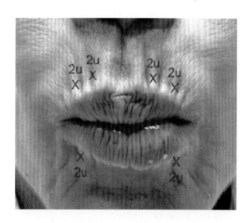

图 2.17   垂直唇线的外观及注射部位和剂量。

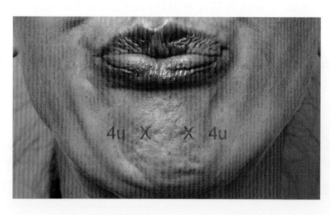

型肉毒素生效后的某个时间来注射透明质酸,但也可以与 A 型肉毒素一起注射。如前所述,经过上述治疗的皮肤表面可有效抚平容易填充的浅层线条。

2.4.4.7.2 橙皮样颏部

颏部前侧的这些小凹陷是由颏部肌插入真皮层形成的。尽管大多数人颏部都存在这样的凹陷,是正常的现象,但有些患者就是想消除它们。对于这些人,A 型肉毒素治疗是有帮助的,类似于治疗垂直唇线,其目的在于阻止颏肌嵌入皮肤浅表部分。每次长效注射可用 1~2U(一滴左右),并且应该在凹陷的颏部区域上方 7~8mm 那一小片有网格纹的平面中注射[38,39](图 2.18)。

通常不建议进行深层注射,因为这会导致唇部无力,并难以发"P"音。

2.4.4.7.3 口角下垂

大多数患者会出现口角随着年龄下降的迹象。对于轻微的变化,可使用可注射的透明质酸来提升和加固口角。患者过度活动(DAO)会加剧病情。A 型肉毒素治疗的目的是对称地削弱 DAO,而不影响降下唇肌(DLI)。建议 DAO 的每个肌腹部,单次注射 2~5U[7,9,40]。注射的难点在于确定DAO 肌腹的确切位置。因此,要求患者像检查面神经下颌缘支功能的操作一样做"向外下方咧嘴角"的动作。因为 DAO 的肌腹部通常会在此位置收缩,医生可以通过触诊来确定注射部

图 2.18   颏部的"橙皮"样凹陷及其注射部位和剂量。

位(图 2.19)。

此位置通常位于下颌骨下缘上方 1cm 处。应该避免向口角内侧注射药物，因为这可能会影响 DLI 的功能。注射后，重要的是要在 2~3 周内复诊患者以评估效果和对称性。复诊时，再次要求患者显露下牙，如果唇的一侧容易压下来，而另一侧保持抬高，那么主动下压的一侧需要重新注射。

大多数操作者认为这是较难掌握的 A 型肉毒素注射技术之一(图 2.20)。

2.4.4.7.4 唇部延长

对于"露牙龈笑"患者，除了上颌 LeFort 1 截骨术之外，几乎没有其他方法可以更好地进行复位。该技术虽然最有效，但通常不能纠正唇部的功能亢进，损伤较大，恢复时间长而且价格昂贵。除此之外，短唇患者本身具有的合适的上颌高度可能会受到影响，会破坏面部整体的美观。在这种情况下，保守的选择是尝试选择性地削弱某些引起唇部过度活动的肌肉。许多肌肉相互交叉并在该区域具有动态的协同作用，而我们的治疗旨在以尽可能小的注射剂量来达到降低活性的效果，同时又不会对微笑美学产生不利影响。注射技术非常简单，在每个鼻翼下方注射 2~3U，在中间小柱下方的肌肉内注射 2~3U[35-37](图 2.21)。

如果这一区域的扩散半径是 1cm，我们预计几乎所有的唇部发音都会有所减弱，功

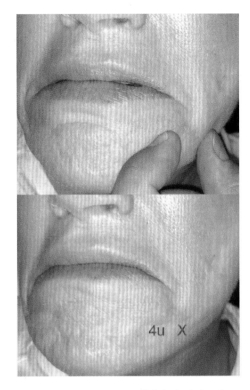

图 2.19　在口角运动和注射期间触诊降口角肌。

能亢进的唇部会松弛和下降，微笑时不会抬高那么多。与鼻背纹的治疗相似，通常可以达到治疗效果，但微笑美学可能会受到影响。最好从较小的注射剂量开始，并根据需要增加剂量，以便在该区域找到折中方案。

2.4.4.8 颈阔肌带的治疗

30 岁左右，增粗的肌肉可能开始显露。到 50 多岁，几乎所有人都有一定程度的肌

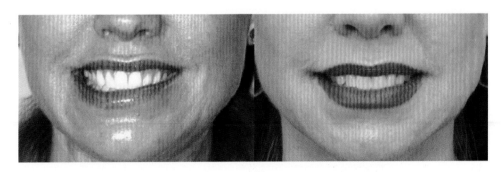

图 2.20　不对称的降口角肌注射产生了类似卒中的样貌。重新对功能正常的降口角肌进行注射可纠正这种畸形样貌。

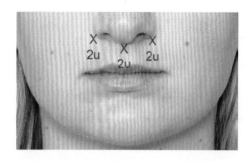

图 2.21　唇部加长的注射位点。

肉条带外观。中度到重度肌肉条带的预防性矫正是通过颈阔肌成形术来实现的，可以单独进行，也可以与颈部提拉或面部提拉联合进行。对于伴有轻度肌肉条带的患者，以及颈阔肌成形术后轻度复发性条带或不愿意做手术的患者，用 A 型肉毒素治疗肌肉条带也是一种行之有效的方法，但不能保证完全矫正。

我们最常见的治疗对象是在静止时突出的肌肉条带，但对于仅运动时条带突出的患者，可根据患者意愿选择性治疗。由于吞咽肌和喉部肌肉组织非常接近颈阔肌，注射应是小剂量的，2~4U，每隔 1.5~2cm 沿着目标肌肉注射。为了增加位点的准确性，用非优势手捏住肌肉条带，并且垂直于颈部稍稍提起（图 2.22）。

将药物注射于皮下而不是肌肉内。作者建议在颈部的每一侧注射最多 20U 的剂量，以减少对颈深部肌肉组织造成的影响，从而降低造成吞咽困难或声音嘶哑的风险。在 2~3 周后对患者进行复查，如有必要可以再次注射[41-43]（图 2.23）。

使用 A 型肉毒素治疗颈阔肌带时，务必要告知患者该产品的预期治疗效果。作为肌肉松弛剂，A 型肉毒素仅用于降低肌肉的固有张力。降低肌肉的固有张力，肌肉条带就不会那么明显，因为肌肉条带参与颈部的各种反射活动。可以预期，注射后，条带会回到颈部轮廓内，但这不会解决皮肤松弛或脂肪堆积的问题。这项技术对于那些接受过面部提拉手术 3~5 年并且已经有些失效的患者尤其有用。

2.5 治疗继发性肌肉麻痹的面部不对称

有几种先天和后天性原因，可导致面部肌肉不对称或肌无力。用 A 型肉毒素进行治疗可使医生有选择地减弱正常的肌肉组织功能，从而尽量纠正这种不对称。面神经额支或

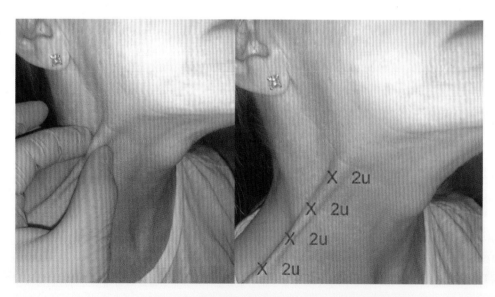

图 2.22　用非优势手捏住肌肉条带，然后在皮下或肌内注射。

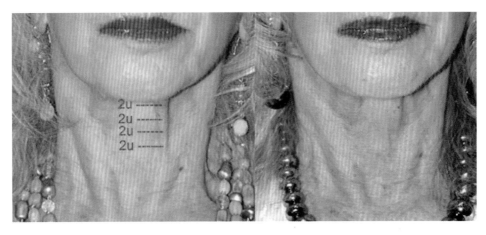

图 2.23　肌肉条带治疗之前和 3 周之后。

下颌缘支单侧无力的患者特别适合于这项治疗。设计治疗方案时，重点在于不能造成唇部或眼睑的功能失调。对患者认真讲述这种治疗的局限性非常重要。要让患者认识到，这项治疗并不是让失能肌肉恢复正常，恰恰相反，此项治疗的目的是用 A 型肉毒素引起对侧的肌无力，从而掩盖先前存在的单侧面瘫。

2.6　治疗后的护理和并发症

实际上，注射后几乎不需要进行术后护理。在治疗后短时间内最明显的变化是在每个注射位点的皮下有一个小小的风团（图 2.24）。

小风团大约在半小时内就可以消退，并

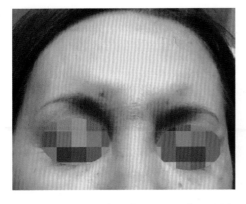

图 2.24　A 型肉毒素注射后出现的典型风团。

且应该告诉患者不要用手揉这片区域。如有需要，可以化妆遮掩（图 2.25）。

注射后，有可能会产生局部瘀斑，它们会随着时间的推移自然消退。也可以局部涂敷阿米卡凝胶以加快恢复，注射后立即冰敷也会缩小瘀斑的范围。此外，患者应注意在注射当天避免剧烈运动，以防止血压升高、瘀斑加重。已知正在服用抗凝剂（如阿司匹林）的患者，应该尽量停止服用这些药物。小瘀斑可能是由真皮微血管丛渗出引起的，但较大的瘀斑通常表明皮下静脉已被刺破。注射时应用低对比度的光线进行观察，以及应用放大镜可以帮助避免这一问题。

患者有时会在首次进行 A 型肉毒素注射后 24 小时内主诉头痛或胃部不适。尽管对这种反应的理解还不充分，但它被认为是正常现象，不应太在意。有趣的是，随后的治疗很少引起这个问题。注射部位的局部压痛或瘙痒也是很常见的[7,9]。

有证据表明，指导患者在治疗后 1~2 小时内反复对目标肌肉进行刺激，可以增加神经元对 A 型肉毒素的结合和摄取，从而使药物起效更快，扩散更少。医生还建议患者在治疗后保持直立 4 个小时，以减少 A 型肉毒素扩散[44]。

A 型肉毒素注射很少引起细菌感染，但

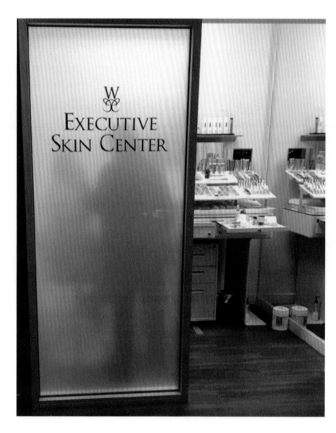

图 2.25　大多数美容师都是熟练的化妆师。化妆可以修饰、掩盖瘀伤。

偶尔也会出现。通常在治疗后 2~4 天出现在单个注射部位附近的红斑和水肿区域。这种局部区域的蜂窝织炎可通过注射广谱抗生素来缓解。

除与实际注射有关的并发症外，A 型肉毒素注射后最常见的并发症是没有达到患者期望的理想结果。因此，在开始治疗之前，患者进行全面的咨询和知情同意是非常必要的。

当治疗上面部区域时，最令人担忧的并发症是上睑下垂。幸运的是，在眶缘外侧 1cm 以外注射 A 型肉毒素可避免此类并发症。如果确实发生了上睑下垂，通常会在几周内消退。如果患者有重要的事情要处理，阿普可乐定滴眼液（Iopidine）可以暂时解决上睑下垂的问题（图 2.26）。

但在其他治疗区域（例如，DAO 或颈阔肌带）的扩散是不可逆的，医生必须对患者持续治疗，直到相关的神经恢复正常。

2.7　结论

A 型肉毒素的美容治疗仍然是深受欢迎的项目，其效果显著，治疗后所需休息时

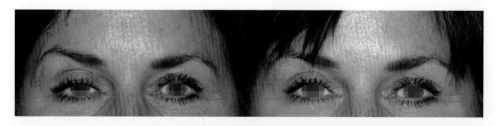

图 2.26　A 型肉毒素治疗继发的眼睑下垂可通过阿普可乐定滴眼液进行临时矫正。

间短，并发症少。对于从业者来说，它是一种
十分重要的技术，可以为患者带来很多理想
的效果。

（张玉恒 董禹辰 译）

参考文献

1 Schantz, E.J. and Johnson, E.A. (1997). Botulinum toxin: the story of its development for the treatment of human disease. *Perspect Biol Med* 40 (3): 317–327.

2 Carruthers, J.D. and Carruthers, J.A. (1992). Treatment of glabellar frown lines with C. Botulinum-a exotoxin. *J Dermatol Surg Oncol* 18: 17–21.

3 Carruthers, A. (2002). Botulinum toxin type a: history and current cosmetic use in the upper face. *Dis Mon* 48: 299–322.

4 American Society for Aesthetic Plastic Surgery. Cosmetic Surgery National Data Bank statistics. American Society for Aesthetic Plastic Surgery website. http://www.surgery.org/sites/default/files/ASAPS-Stats2015.pdf.

5 Hambleton, P. (1992). Clostridium botulinum toxins: a general review of involvement in disease, structure, mode of action and preparation for clinical use. *J Neurol* 239 (1): 16–20.

6 Panjwani, N., O'Keeffe, R., and Pickett, A. (2008). Biochemical, functional and potency characteristics of type a botulinum toxin in clinical use. *Botulinum J* 1 (1): 153–166.

7 Carruthers, J., Fagien, S., Matarasso, S.L. et al. (2004). Consensus recommendations on the use of botulinum toxin type a in facial aesthetics. *Plast Reconstr Surg* 114 (suppl 6): 1S–22S.

8 Goodman, G. (1998). Botulinum toxin for the correction of hyperkinetic facial lines. *Australas J Dermatol* 39: 158–163.

9 Carruthers, A. and Carruthers, J. (1998). Clinical indications and injection technique for the cosmetic use of botulinum a exotoxin. *Dermatol Surg* 24: 1189–1194.

10 Xeomin(incobotulinumtoxinA) [prescribing information]. Frankfurt am Main: Merz Pharmaceuticals, LLC; 2013.

11 Dysport®(abobotulinumtoxinA) [prescribing information]. Boulogne-Billancourt: Ipsen Biopharm Ltd; 2012.

12 Ipsen, Ltd. Dysport Summary of Product Characteristics [webpage on the Internet]. Surrey, UK: Datapharm Communications Ltd; 2013. Available from: www.medicines.org.uk/emc/medicine/870. Accessed July 13, 2013.

13 BOTOX® (onabotulinumtoxinA) [prescribing information]. Irvine, CA: Allergan, Inc.; 2013.

14 Hatheway, C. (1989). Bacterial sources of clostridial neurotoxins. In: *Botulinum Neurotoxin and Tetanus Toxin* (ed. L.L. Simpson), 4–24. San Diego, CA: Academic Press.

15 Inoue, K., Fujinaga, Y., Watanabe, T. et al. (1996). Molecular composition of Clostridium botulinum type a progenitor toxins. *Infect Immun* 64 (5): 1589–1594.

16 Eisele, K.H., Fink, K., Vey, M. et al. (2011). Studies on the dissociation of botulinum neurotoxin type a complexes. *Toxicon* 57 (4): 555–565.

17 Chen, F., Kuziemko, G.M., Amersdorfer, P. et al. (1997). Antibody mapping to domains of botulinum neurotoxin serotype a in the complexed and uncomplexed forms. *Infect Immun* 65 (5): 1626–1630.

18 Jiang, H.Y., Chen, S., Zhou, J. et al. (2014). Diffusion of two botulinum toxins type a on the forehead: double-blinded, randomized, controlled study. *Dermatol Surg* 40: 184–192.

19 Göschel, H., Wohlfarth, K., Frevert, J. et al. (1997). Botulinum a toxin therapy: neutralizing and nonneutralizing antibodies – therapeutic consequences. *Exp Neurol* 147 (1): 96–102.

20 Kukreja, R., Chang, T.W., Cai, S. et al. (2009). Immunological characterization of the subunits of type a botulinum neurotoxin and different components of its associated proteins. *Toxicon* 53 (6): 616–624.

21 Joshi, S.G., Elias, M., Singh, A. et al. (2011). Modulation of botulinum toxin-induced changes in neuromuscular function with antibodies directed against recombinant polypeptides or fragments. *Neuroscience* 179: 208–222.

22 Jiang, H.Y., Chen, S., Zhou, J. et al. (2014). Diffusion of two botulinum toxins type a on the forehead: double-blinded, randomized, controlled study. *Dermatol Surg* 40: 184–192.

23 McLellan, K., Das, R.E., Ekong, T.A. et al. (1996). Therapeutic botulinum type a toxin: factors affecting potency. *Toxicon* 34 (9): 975–985.

24 Cliff, S.H., Judodihardjo, H., and Eltringham, E. (2008). Different formulations of botulinum toxin type a have different migration characteristics: a double-blind, randomized study. *J Cosmet Dermatol* 7 (1): 50–54.

25 Pickett, A., Dodd, S., and Rzany, B. (2008). Confusion about diffusion and the art of misinterpreting data when comparing different botulinum toxins used in aesthetic applications. *J Cosmet Laser Ther* 10 (3): 181–183.

26 Carruthers, A., Carruthers, J., and Said, S. (2005). Dose-ranging study of botulinum toxin type A in the treatment of glabellar rhytids in females. *Dermatol Surg* 31 (4): 414–422. discussion 422. Biologics.

27 Ascher, B., Zakine, B., Kestemont, P. et al. (2004). A multicenter, randomized, double-blind, placebo-controlled study of efficacy and safety of 3 doses of botulinum toxin a in the treatment of glabellar lines. *J Am Acad Dermatol* 51 (2): 223–233.

28 Fulford-Smith, A., Gallagher, C.J., and Brin, M.F. (2013). Multicentre, randomized, phase III study of a single dose of incobotulinumtoxinA, free from complexing proteins, in the treatment of glabellar frown lines. *Derm Surg* 39 (7): 1118–1119.

29 Sampaio, C., Costa, J., and Ferreira, J.J. (2004). Clinical comparability of marketed formulations of botulinum toxin. *Mov Disord* 19 (Suppl 8): S129–S136.

30 Alam, M., Bolotin, D., Carruthers, J. et al. (2015). Consensus statement regarding storage and reuse of previously reconstituted neuromodulators. *Dermatol Surg* 41: 321–326.

31 Wieder, J.M. and Moy, R.L. (1998). Understanding botulinum toxin. Surgical anatomy of the frown, forehead, and periocular region. *Dermatol Surg* 24: 1172–1174.

32 Frankel, A.S. and Kamer, F.M. (1998). Chemical browlift. *Arch Otolaryngol Head Neck Surg* 124: 321–323.

33 Huilgol, S.C., Carruthers, A., and Carruthers, J.D. (1999). Raising eyebrows with botulinum toxin. *Dermatol Surg* 25: 373–376.

34 Huang, W., Rogachefsky, A.S., and Foster, J.A. (2000). Browlift with botulinum toxin. *Dermatol Surg* 26: 55–60.

35 Gordon, R.W. (2009). BOTOX cosmetic for lip and perioral enhancement. *Dent Today* 28: 94–97.

36 Semchyshyn, N. and Sengelmann, R.D. (2003). Botulinum toxin a treatment of perioral rhytides. *Dermatol Surg* 29: 490–495.

37 Carruthers, J. and Carruthers, A. (2003). Aesthetic botulinum a toxin in the mid and lower face and neck. *Dermatol Surg* 29: 468–476.

38 Beer, K., Yohn, M., and Closter, J. (2005). A double-blinded, placebo-controlled study of Botox for the treatment of subjects with chin rhytids. *J Drugs Dermatol* 4: 417–422.

39 Carruthers, J. and Carruthers, A. (2004). Botulinum toxin a in the mid and lower face and neck. *Dermatol Clin* 22: 151–158.

40 Hoefflin, S.M. (1998). Anatomy of the platysma and lip depressor muscles. A simplified mnemonic approach. *Dermatol Surg* 24: 1225–1231.

41 Matarasso, A. and Matarasso, S.L. (2003). Botulinum a exotoxin for the management of platysma bands. *Plast Reconstr Surg* 112 (suppl 5): 138S–140S.

42 Kane, M.A. (2003). Nonsurgical treatment of platysma bands with injection of botulinum toxin a revisited. *Plast Reconstr Surg* 112 (suppl 5): 125S–126S.

43 Batniji, R.K. and Falk, A.N. (2004). Update on botulinum toxin use in facial plastic and head and neck surgery. *Curr Opin Otolaryngol Head Neck Surg* 12: 317–322.

44 Hsu, T.S., Dover, J.S., Kaminer, M.S. et al. (2003). Why make patients exercise facial muscles for 4 hours after botulinum toxin treatment? *Arch Dermatol* 139: 948.

第 **3** 章

美容填充物

Alexandra Radu，Faisal A.Quereshy

根据美国整形外科学会的数据，2016 年共进行了 1710 万例美容手术，其中 1540 万例符合微创手术标准。自 2015 年以来，微创手术的数量增加了 3%，自 2000 年以来增加了 180%[1]。更重要的是，柔性面部填充剂在 2016 年跻身微创手术前 5 名，自 2015 年以来增长了 2%，自 2000 年以来增长了 298%[1]。显然，越来越多的患者需要做美容手术，也希望尽可能降低其中的风险。因此，面部填充物的来源、适应证、用途和风险的详细知识是整形医生必须要掌握的。

3.1 美容填充物的历史

多年来，随着我们对面部衰老的认识不断加深，面部抗衰老的治疗理念已发生变化。早期的观点认为，衰老是面部单层结构改变的过程，主要受重力和胶原松弛的影响，但现在我们知道衰老发生在面部结构的不同层次。面部衰老的主要原因是脂肪在整个面部的重新分布，这种重新分布使年轻时具有弧度和凸度的平滑面孔，转变为衰老时凹陷和平坦的面孔，形成典型的界限分明的沟壑状外观[2]。因此，我们不仅要关注面部畸形引起的浅表纹和皱纹，还必须了解衰老是一个多因素过程，涉及环境因素、真皮变薄，

甚至骨骼吸收等。

年轻人和老年人的面部脂肪分布不同，对于年轻人来说，脂肪在浅层和深层皮肤中分布均匀，形成匀称的外观。面部衰老通常是由局部脂肪萎缩或肥大造成的，进而形成了特征性的扁嘴唇、凹陷的太阳穴和面颊或扇形下颌[2]。脂肪萎缩首先发生在太阳穴区域和面颊处，然后是颏部和下颌。多余的皮肤会随脂肪重新分布，从太阳穴向口周区域下垂（图 3.1）。为了重新塑造出年轻的面部轮廓，我们必须考虑补充面部萎缩的脂肪，可以使用多种技术进行修复。本节主要讨论用于面部的填充物。

3.1.1 自体填充物的出现

软组织填充物的使用可追溯到 19 世纪后期。第一位使用软组织填充术的医生是 Neuber，他在 1893 年利用从上肢中抽吸的大量游离脂肪来重建面部缺陷区域。Lexer 于 1910 年对他的技术进行了改进，开始使用单个大块状移植物治疗黄斑凹陷和颏部后缩，且报告了短期和长期结果，指出大约 66% 的移植物被吸收，他推断这是由过度填充导致的[3]。然而，他的成果却没有得到同事们的重视。1911 年，Bruning 在皮下使用相同的自体脂肪进行注射，这使他成为第一位在

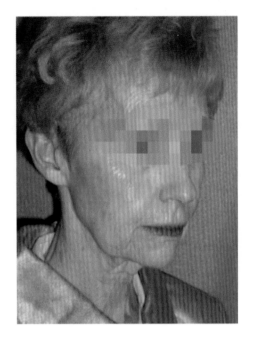

图 3.1 患者脂肪萎缩,太阳穴和面颊凹陷,并且在上下和对角线方向皮肤松弛。

皮下注射少量脂肪的医生[4]。在 20 世纪中后期,有实验对使用游离脂肪注射剂的病例进行了分析,结果表明,在 1 年的随访中有 50% 的移植物出现了易位。此时,许多医生不再使用游离脂肪移植物来填充面部缺陷。

然而,直到 20 世纪末,随着脂肪抽吸技术的出现,游离脂肪移植物再次流行起来,Fischer. A 和 Fischer. G. M. 描述了使用"纤维酶切仪"去除马裤样畸形(大腿内上侧脂肪过多)中的脂肪[5]。Yves-Gerard Illouz 和他的同事 Pierre Fournier 在 20 世纪 80 年代进一步推动了这项技术的发展,但是直到 Klein 引入肿胀麻醉后,脂肪抽吸术和脂肪移植领域才真正开始兴起[4]。该技术不仅彻底改变了脂肪抽吸术,而且允许外科医生获得大量游离脂肪,这些脂肪可以被注射到身体的其他部位,从而对面部美容领域产生了革命性的影响。虽然 Fournier 通过使用微型针管获取脂肪改进了 Klein 的技术,但 Asken

才是真正第一次施行了面部脂肪填充术的人[6]。Asken 发现,只要操作得当,通过脂肪抽吸术提取的 90% 脂肪都是可用于填充的。正是 Klein、Fournier 和 Asken 所做出的贡献,脂肪填充领域自 20 世纪 90 年代开始飞速发展[4,6]。

3.1.2 非自体填充物的出现

非自体移植物应用于面部始于 19 世纪末,最早应用非自体填充物的是 Gersuny,他在一位年轻人的阴囊中注射了一种低熔点石蜡,制造了睾丸假体[7]。他的后续研究表明,石蜡会引起广泛的迁移和炎症反应。到 20 世纪初,由于异物肉芽肿的高发,石蜡显然不再是首选的填充剂。因此,石蜡注射剂已在 1920 年被西方世界所禁止,但直到 20 世纪 60 年代,还有一些亚洲国家在使用石蜡注射剂[4]。

3.1.2.1 硅酮

硅酮是 20 世纪 40 年代用于面部的一种注射产品,对于它的使用争议颇多。液态硅的第一次注射是在日本进行的。但是,早期使用的许多硅酮会与其他物质(如矿物油或橄榄油)混合,会导致许多严重的并发症,例如异物和过敏反应。道康宁公司于 1960 年在美国推出了第一款可注射的硅酮,用于修复面部组织的增生[4]。但感染及其引起的后续不良反应使美国 FDA 在 20 世纪 90 年代末从美国市场撤出了液态硅树脂[8]。如今,硅酮填充剂是由甲烷、氧气和二氧化硅组成的二甲基硅氧烷长聚合物的化合物,它们被批准用于矫正鼻唇沟皱纹、木偶纹、轻度黄斑凹陷和 HIV 脂肪萎缩。

3.1.2.2 牛胶原蛋白

20 世纪 70 年代,胶原蛋白的量产使得牛胶原蛋白被越来越多地应用于临床,并且可以用于面部[9]。1958 年, Gross 和 Kirk 从新鲜的小牛皮肤中提取到了胶原蛋白, 这是牛胶原蛋白最早的提取记录[4]。他们将牛胶原蛋白缓慢加热至体温后提取固体凝胶。直到20 世纪 60 年代, 胶原蛋白凝胶去除了螺旋氨基和羧基末端的端肽后, 牛胶原蛋白分子的异种抗原问题才得以解决[4]。1977 年, Knupp、Luck 和 Daniels 成功进行了胶原蛋白的首次注射。根据他们的报道, 胶原移植物在体内相对稳定, 并可被宿主结缔组织基质逐渐浸润。后来, 他们将牛胶原蛋白注入真皮和皮下平面, 以纠正 28 例患者的凹陷性痤疮瘢痕、皮下萎缩、皱纹和病毒性痘痕。50%~85% 的胶原蛋白填充剂对患者有改善作用, 这种作用可以持续 3~18 个月[10]。

Zyderm Ⅰ胶原蛋白植入物 (ZC-Ⅰ) 自 1977 年以来一直在美国使用, 但直到 1981 年才获得美国 FDA 批准。Zyderm 必须均匀地注射到表皮真皮层, 才能达到所需的修复效果。Klein 的研究促成了牛胶原 (Zyplast) 的开发, 该产品注射到真皮中层以矫正更深的面部缺陷。Zyderm 和 Zyplast 一直是可注射填充剂的金标准, 并且是衡量较新材料的标准[4]。

3.1.2.3 猪胶原蛋白

猪胶原蛋白仅在美国短暂使用过。它与人类胶原蛋白相似, 因此发生过敏反应的风险较小, 并且不需要患者在注射前进行皮试。猪胶原蛋白从 2004 年开始在美国以外的地区使用。2008—2009 年, 它在美国流行了大约 1 年。目前, 美国市场上没有基于猪胶原蛋白的面部填充剂[8]。

3.1.2.4 聚甲基丙烯酸甲酯 (PMMA)

PMMA 是一种合成材料, 用于骨水泥、义齿和眼镜片。聚合后, PMMA 会形成 30~40μm 的球体, 悬浮在胶原蛋白中以填充面

部缺损区域。胶原蛋白仅起到传递 PMMA 珠的作用, 并且在注入软组织后会降解, 仅留下 PMMA 珠成为永久植入物。注射物由 20% 不可吸收的 PMMA 和 80% 牛胶原蛋白组成, 该化合物于 1980 年开始使用, 直到 1995 年, 一项针对 118 例患者的前瞻性研究表明, 患者满意率高达 90%, 治疗结果至少持续两年[11]。

3.1.2.5 透明质酸

透明质酸是天然存在于哺乳动物真皮中的一种多糖。该化合物由葡萄糖醛酸和 N-乙酰氨基葡糖的非硫酸盐二糖单元组成, 其具有亲水性, 并且可以帮助皮肤改善水合作用。透明质酸是哺乳动物物种中高度保守的化合物, 许多不同类型的细胞中均可以产生透明质酸[4]。透明质酸不会表现出组织或物种特异性, 这对于任何免疫反应或移植排斥至关重要。尽管胶原填充剂在 20 世纪 80年代和 20 世纪 90 年代仍然非常流行, 但欧洲从业人员开始越来越多地使用透明质酸填充剂。在 1991 年启动的一项多中心临床研究中, Piacquadio 报道了 150 例患者使用交联的透明质酸来改善面部畸形, 例如皱纹或瘢痕。该研究发现在 12 周的随访中, 84% 的患者得到了中度改善, 80% 的患者对改善结果满意[12]。Hylaform 是首个被美国 FDA 批准的透明质酸面部填充剂, 于 2004 年在美国市场上市。自从该产品出现在美国市场上以来, 透明质酸填充剂已变得越来越流行, 并且成为最常用的面部填充剂之一。有许多品牌的透明质酸填充剂可用于不同程度的面部缺陷。

3.1.2.6 透明质酸中的葡聚糖

在这种面部填充剂中, 右旋糖酐微球形成了表面带正电的微粒, 直径为 80~120μm, 悬浮在透明质酸中。该化合物中的透明质酸

是可生物降解的,并且发挥传递功能以支撑分子量较大的葡聚糖[13]。该化合物于 2004 年被首次引入欧洲,但目前仍未获得美国 FDA 批准。

3.1.2.7 聚乳酸

聚乳酸是一种可生物降解的乳酸合成聚合物,已在医学领域使用了 40 多年。该化合物首先用于不同的医疗材料,例如可吸收板、螺钉和缝合材料。填充剂由聚乳酸微球组成,其可刺激 I 型胶原、甘露醇和羧甲基纤维素钠的形成,并配有无菌注射用水[9]。与其他旨在矫正面部散在皱纹或皱褶的真皮填充剂不同,聚乳酸可以通过膨胀来填补目标区域[9]。自 2004 年以来,该产品已被美国 FDA 批准用作软组织填充剂,可用于面颊脂肪萎缩以及正在接受高效抗病毒治疗的 HIV 患者。

3.1.2.8 羟基磷灰石钙

羟基磷灰石钙由 30%合成羟基磷灰石钙微球悬浮液组成,微球的直径为 25~45μm,悬浮于 70%的凝胶中。该凝胶由 36.6%的无菌水、1.3%的羧甲基纤维素钠和 6.4%的甘油组成[14]。该产品已经在医学领域使用了 20 多年,目前已获得美国 FDA 批准,可用于口腔颌面缺损以及喉和声带修复。但是,羟基磷灰石钙未被允许用作面部填充剂。

3.1.2.9 聚丙烯酰胺中悬浮的聚乙烯微球

该化合物是悬浮在 2.5%聚丙烯酰胺水凝胶和 6%聚环氧乙烷微球悬浮液中。这种面部填充剂仅在欧洲可用,尚未获得美国 FDA 批准用于面部填充[9]。

3.1.2.10 聚四氟乙烯(PTFE)

聚四氟乙烯(Teflon)糊剂是一种用于面部和隆鼻术中的面部填充剂。Robert W. Gore 和 William L. Gore 设计了膨体聚四氟乙烯(e-PTFE),其是聚四氟乙烯的原纤化形式。膨体聚四氟乙烯于 1991 年获得美国 FDA 批准[15],用于鼻唇沟和鼻纹的矫正。

3.1.2.11 聚氧乙烯和聚氧丙烯

这种面部填充剂是聚氧乙烯和聚氧丙烯与矿物盐、氨基酸和维生素的共聚物。该化合物是一种液体,在注入软组织后会变成凝胶。该化合物已在欧洲用于面部填充,但在美国尚未获得 FDA 批准作为面部填充剂。

3.2 分类

随着对软组织填充物需求量的增加,世界各地的制造商相继开发了种类繁多的产品。美国 FDA 对面部填充剂的使用进行了监管,但仍有些填充剂违规应用于面部。许多面部填充剂具有相似的适应证和特性,但是患者或医生往往会对某一种产品情有独钟。

软组织填充剂可根据移植物的来源(自体与非自体)、代谢机制(可生物降解与不可生物降解)、寿命(永久性与半永久性)或成分(有机或人工合成)大致分类。

3.2.1 可生物降解的面部填充剂

可生物降解的软组织填充物能够被人体中酶代谢,在注射入皮肤组织后可被降解吸收(表 3.1)。这种填充剂的临床效果是暂时的,通常不会产生肉芽肿反应。这些填充剂的材料有一部分是合成的,也有一部分是纯天然的,有些填充剂可促进成纤维细胞和胶原蛋白的生成[14]。

3.2.2 面部自体和异体填充剂

讨论最多的面部自体填充剂是游离脂肪移植物。但是,有些商品也被归类为面部自体填充剂。自体胶原就是这一类产品,这是一种真正意义上的自体真皮植入物,是从

表 3.1 市场上最受欢迎的可生物降解美容填充物类别、品牌名称和一般适应证

成分	常见商业品牌	一般适应证	FDA 批准
脂肪	自体脂肪和真皮脂肪移植	鼻唇沟、面颊和木偶纹的矫正	未批准
人体胶原蛋白	CosmoDerm Ⅰ、Ⅱ Isolagen Cymetra 和 Alloderm Fascian	注入浅乳头状真皮,用于纠正软组织轮廓缺陷,如皱纹和痤疮瘢痕	CosmoDerm——2003
猪胶原蛋白	Fibroquel Permacol Evolence	矫正中度至深度的面部皱纹和褶皱,如鼻唇沟	Evolence——2008
牛胶原蛋白	Zyderm Ⅰ & Ⅱ、Zyplast Koken Atelocollagen Endoplast 50	凹陷性瘢痕、面部轮廓增强(包括嘴唇)、疾病或皮质类固醇注射导致的皮肤萎缩、皱纹、皱褶、面部表情或衰老导致的线条;用于中深层皮肤组织,用于纠正轮廓缺陷	Zyderm——1981 Zyplast——1985
透明质酸	Hylaform、Hylaform Plus、Hylaform Fineline Juvederm 18、24、30 Captique RofilanHylan Gel AcHyal Matridur Hyal–System Puragen	注射入真皮中至深层,用于矫正中度至重度面部皱纹和皱褶(如鼻唇沟皱褶),以及中度至重度面部线条、褶皱和皱纹	Juvederm——2010/2013/2016/2017 Restylane——2011/2014/2015 Belotero——2011 Prevelle——2008 Eeless——2006 Captique——2004 Hylaform——2004
透明质酸中的葡聚糖珠	Matridex Reviderm intra	面部皱纹和褶皱的矫正(眉间褶皱、唇部轮廓、丰唇、口角、细线、口周线、鼻唇沟)和轮廓矫正 唇周纹、上唇上方前磨牙线和眼睛周围笑纹的矫正	等待 FDA 批准
聚左乳酸	New–fill Sculptra	标签外用于太阳穴、上颧骨、鼻唇和颧骨区域、眶周和耳前区域,以及下颌线	Sculptra——2004/2009
羟基磷灰石钙	Radiesse	鼻唇沟软组织填充、面部脂肪营养不良、皱纹、球状线、瘢痕和脂肪抽吸术导致的轮廓缺陷	Radiesse——2006/2015

患者自身提取完整的胶原纤维、弹性组织和蛋白聚糖组织在无菌条件下制备的。该胶原由患者自己的皮肤制成。1mm³的自体胶原用3平方英寸（1平方英寸≈6.451cm²）的皮肤制成。自体胶原蛋白和原生质凝胶是两种分别由患者的成纤维细胞和血浆制备的类似产品。

Allorderm是一种脱细胞的人尸体真皮的冻干产品，由捐赠者的尸体加工而成，这些捐赠者的尸体此前已进行过筛查并已灭活了病毒。该材料可从美国组织库协会获得，最初用于治疗需要全厚皮片移植的烧伤患者[4]。

3.2.3 异种面部填充剂

虽然脂肪是历史最悠久的面部填充剂，但牛胶原蛋白（Zyderm Ⅰ、Zyderm Ⅱ和Zyplast）是最常用的预包装注射填充物。然而，异种胶原填充物目前已不再使用，它们已经被其他填充物所取代。不再继续使用牛胶原蛋白的主要原因是过敏反应的高风险性。为此在注射牛胶原蛋白之前，需要进行间隔4周的双重皮肤试验。由于猪胶原蛋白与人胶原蛋白更为相似，因此不需要试敏。但随着更多填充物的问世，猪胶原蛋白也渐渐被市场上的其他产品所替代。

用于注射的透明质酸是一种可以从动物组织（鸡冠、牛眼玻璃体等）或链球菌发酵获得的透明物质[9]。它是当今市场上最通用的面部填充剂之一，有多种不同的配方，适用于小体积或大体积的缺陷。透明质酸也可以用作葡聚糖珠的悬浮液。虽然这种面部填充剂在非美国市场更受欢迎，但是其始终未获得美国FDA的批准。

3.2.4 人工合成的面部填充剂

这一类别中最常用的两种面部填充剂是聚左乳酸和羟基磷灰石钙。聚左乳酸是一种可再吸收的聚合物，能刺激纤维组织反应，进而增加面部缺陷区域的体积。因此，聚左乳酸不是占位性的缺陷校正，而是诱导宿主反应来修复缺陷的体积。羟基磷灰石的作用类似于透明质酸，但其具有更大的黏度，因此，被用于纠正更大的体积不足。

3.2.5 不可生物降解的面部填充剂

不可生物降解的面部填充剂代表了一组不能被人体酶代谢的产品，因此在组织中永久性存在。虽然传统上来说，耐受性是该组的主要优势，但它们通常会产生更严重的皮肤不良反应，这将在本章后面详细说明。

石蜡是人工合成的不可生物降解的面部填充剂的代表。然而，很早就被发现其弊大于利——排异反应导致结缔组织病的发病率极高。同样，硅酮（Silikon 1000、SilSkin 1000）在这一类别中也不受欢迎，因为在可注射硅酮中经常发现的杂质也具有产生排异反应的风险。

Artecol是生物可降解（牛胶原蛋白）和非生物可降解成分（PMMA球体）的混合物。尽管牛胶原蛋白可被软组织吸收，但Artecol通常仍被归类为不被组织吸收的合成化合物。

聚四氟乙烯（PTFE）和膨体聚四氟乙烯（e-PTFE）在美国不常用作面部填充材料。然而，它们在心脏和血管外科有很长的使用历史（表3.2）。

3.3 实用性

理想的面部填充剂不仅应该具有良好的美容效果，而且还应该易于操作，以便每次使用都能获得可预测的效果。该产品最好使用预包装注射器，无须特殊储存，注射前也无须稀释。

多年来，使用游离脂肪移植进行面部美

表 3.2　市场上最受欢迎的不可生物降解美容填充物类别、品牌名称和一般适应证

成分	常见商业品牌	一般适应证	FDA 批准
饱和烃	石蜡	大面积的缺陷矫正	未批准 已不使用
硅	MDX-4-4011 Dow Corning PMS 350 Silikon 1000 SilSkin 1000	鼻唇沟、木偶纹、中磨牙凹陷和抗 HIV 用药导致的脂肪萎缩的矫正	未批准
聚甲基丙烯酸甲酯（PMMA）	Bioplastique Arteplast Artecoll Artefill Aphrodite gold	面部皱纹、真皮下缺损和隆颏术的矫正	Artefill——2006
悬浮在聚丙烯酰胺中的聚乙烯醇微球	Metacril DermaLive and DermaDeep Aquamid Interfall Bio-Alcamid	丰唇	未批准
PTFE/e-PTFE	Teflon Advanta GORE S.A.M. SoftForm and UltraFost	丰唇，鼻唇沟、皱纹的矫正	Gore S.A.M.——1991
聚氧乙烯和聚氧丙烯	Profil	软组织扩张	未批准

容已经经历了几个发展阶段。脂肪可以用注射器或抽吸器抽取，不使用肿胀麻醉，简单地注射回宿主。然而，随着肿胀麻醉的引入，外科医生可以使用一次性美容钝针（直径为 2~3mm），这种钝针会在对周围结构损伤最小的情况下抽取游离脂肪。然后再进行自体脂肪移植，没有排斥或异物反应的风险。由于现代器械和肿胀麻醉的使用，抽取脂肪的过程不会引起供区的并发症。也可以使用手持 10mL 或更大的注射器进行注射器抽吸。为了防止组织损伤，注射器管腔必须保持在 2~3mL 的低真空压力。抽吸物直立放置至少

15 分钟，以便分离成上清液和杂质，然后去除上清液。自体脂肪移植修复效果最好的部位是鼻唇沟、面颊和木偶纹。Autologen、Isolgaen 和 Plasmagel 属于浅层次注射产品，因此适用于细纹、皱纹、凹陷和丰唇。

牛胶原填充剂易于注射，对于凹陷性痤疮瘢痕、鼻唇沟和唇部有良好的填充效果。PMMA 和牛胶原蛋白悬液也被 FDA 批准用于鼻唇沟的填充。然而，它也有其他拓展用途，用于矫正面部其他部位的深层皱纹。由于可注射的 PMMA 含有 0.3% 利多卡因，因此不需要额外的局部麻醉。PMMA 使用 0.8mL

或 0.4mL 注射器,建议用 26 号针头进行注射。PMMA 利用"直线顺行法"或"直线逆行法"注射到皮下。注射后,应按摩该区域,以消除皮下 PMMA 的积聚。通过多次注射 PMMA 可达到最佳的填充效果。

使用前无须进行过敏测试是透明质酸填充剂优于其他产品的一项重大改进。并且与大多数胶原蛋白填充剂相比,其填充效果可以维持的时间更长。透明质酸注射剂包装内含有注射器,不需要额外操作,建议使用较小的针头(30~32 号)在更浅的地方注射;在更深层次或填充剂更黏稠时使用较大的针头(27 号)。透明质酸注射后不影响其他化妆品的使用,也可以与其他面部填充剂或其他美容填充剂合用。

使用 26 号针头将聚左乳酸注射到真皮深层或皮下,建议注射后按摩该部位。使用聚左乳酸填充剂时,大多数患者需要间隔 1~2 个月再次注射来维持填充效果[14]。聚左乳酸填充剂需用水稀释,并可以与利多卡因混合,而不用注射前单独行局部麻醉或神经阻滞。此外,利多卡因通过抑制嗜酸性粒细胞的积聚和活化来减少注射部位的水肿和瘀斑。

羟基磷灰石钙是一种无菌、无乳胶、无热原、半固体、有黏性的皮下注射植入物,使用 1.3mL 一次性注射器。注射到面部缺损后,凝胶消失,取而代之的是软组织生长,而羟基磷灰石钙保留在注射部位[16]。当以小微球的形式注射时,羟基磷灰石钙作为与其周围环境相似的支架,促进新组织的形成。沿注射部用 1% 利多卡因和 1:100 000 肾上腺素进行局部麻醉,可减少患者在注射过程中的不适感。

悬浮在聚丙烯酰胺中的聚乙烯微球是一种填充剂,主要用于丰唇,它被注射到真皮或皮下组织中[16],具有使用方便、填充效果稳定等优点。

3.4 效果

作为改善面部缺陷的填充剂,必须满足一定的标准。首先,该化合物对患者来说必须是绝对安全的。因此,它必须是非致畸的、非致癌的,并且不能引起严重的局部和系统不良反应。此外,填充剂须满足可重复注射的要求,并能预测其注射后的填充效果,且在软组织中不会发生迁移。同时,理想填充剂的注射过程不会给患者带来痛苦,并且不会传播任何传染病[17]。美国 FDA 会监管这些产品,保证填充剂的成分均一性和无害性。然而,没有一款产品具有理想填充剂的所有优点,认识到它们各自的优点及特点对于做出正确的临床决策是至关重要的。

脂肪移植应用于面部填充时,主要优点是它们实际上没有过敏反应或免疫排斥的风险。与动物源性的胶原填充剂和合成填充剂不同,移植到面部的脂肪来源于患者自身,因此身体不会将其视为异物。自体脂肪移植的另一个好处是效果持久。尽管不同患者之间移植脂肪的再吸收率存在差异,但移植到皮下组织中的脂肪可以在手术后持续数年,而不需要二次干预(图 3.2)。类似的,因为 Autologen、Isolagen 和 Plasmagel 源于自体成分,所以比牛胶原蛋白具有更长的寿命。脂肪移植也可以与其他面部年轻化产品结合,如肉毒素。应用患者自身获取的脂肪也具有成本效益,因为患者无须为从制药公司购买的产品付费。

使用 PMMA 的最大优势之一是悬浮液的寿命较长。据报道,鼻唇沟的矫正可持续 5~10 年。此外,作为一款便于使用的产品,PMMA 还具有技术简单和效果稳定等特点。

透明质酸是面部填充的主流选择,主要是因为其引起过敏反应的风险低、使用方便、治疗效果持续时间长。在面部缺陷处注

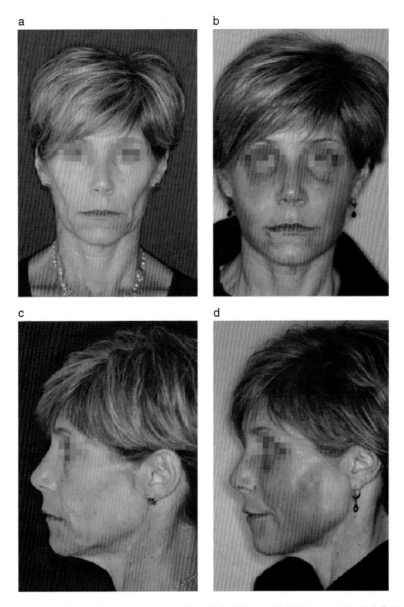

图 3.2　使用游离脂肪移植的面部填充。(a,c)患者在治疗前的正面和侧面。(b,d)患者在颧骨、口周和眶下区域注射自体脂肪后的效果(术后第 4 天)。

射后,可以立即看到填充效果(图 3.3)。此外,透明质酸有多款不同特性黏度的商业化产品, 帮助从业者解决各种面部美学需求。高黏度低分子量透明质酸在用于体积修复时具有优势(图 3.4),包括使用的多样性(不同的面部平面)、高延展性、最小的肿胀和即时的患者满意度[17]。根据透明质酸的类型,治疗的时间可以从 3 个月到 12 个月不等,分子量越大的透明质酸寿命越长。向透明质酸混合物中添加交联葡聚糖可延长面部填充剂的使用寿命,最长可达 2 年[13]。

使用聚左乳酸的主要优点是发生过敏反应的风险低,因为该产品不是动物源性的。因此,在注射该化合物之前,不需要进行过敏试验。更重要的是,聚左乳酸是一种中期补充剂,在一系列注射后可持续 18~24 个月[18]。

羟基磷灰石钙是一种可生物降解的物质,可被身体以类似于骨骼的方式代谢。因

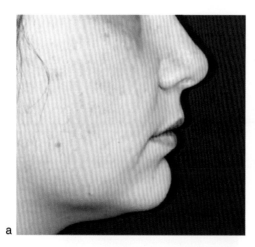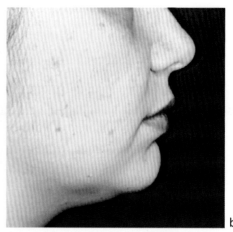

图 3.3　应用透明质酸丰唇。(a)治疗前的患者。(b)初始水肿消退后 3 天。

此,它具有极好的耐受性,即使有炎症反应,也很轻微,没有异物反应,也不会引起局部或全身中毒反应。注射后 12~18 个月,体积开始减少,通过一些跟踪调查可以注意到吸收可持续到注射后 24 个月。据报道,这种面部填充剂的平均寿命为 12~18 个月。患者对该产品的满意度很高,87% 的患者在初步研究中表示了对效果的满意[16]。

3.5　并发症

与使用软组织填充物相关的并发症可分为急性并发症和迟发性并发症。急性并发症发生在手术后几天内,而迟发性并发症可能在手术后几周到几年出现。所有面部填充剂的常见不良反应如疼痛、瘀青、出血、注射后红斑和治疗效果不对称,均与填充剂的注射有关(图 3.5)。包块和压痕通常与填充剂的表面注射有关,往往通过对该区域进行按摩来解决[9]。与使用填充剂相关的其他罕见并发症有感染、血肿形成、肉芽肿形成、结节、迁移或漏出。肉芽肿通常通过注射类固醇来治疗,有时可能需要手术切除。

可生物降解的软组织填充物会产生急性和短期的皮肤不良反应,如感染、Ⅰ型超敏反应和罕见的肉芽肿。因为不可生物降解的软组织填充物在注射部位停留的时间更长,所以更常见的是长期的皮肤不良反应,如肉芽肿反应。更重要的是,该类填充物难以通过手术的方式从组织中清除,可能会产生严重的并发症,从而变得难以治疗[19]。不同种类和品牌的面部填充剂之间有许多重叠的并发症,因此,在手术前与患者进行深入的沟通是至关重要的。

使用游离脂肪移植的主要并发症是脂肪变性。临床经验证明,把被移植的脂肪注射到原有的脂肪组织中,脂肪移植是最成功的[4]。文献未能提供脂肪存活率的明确证据[23],作者报道脂肪存活率在 0~90% 范围内[24]。因此,大多数从业者目前更喜欢使用长期效果可预测性更好的填充物。有报道称,将游离脂肪注射到眉间区或鼻唇沟比其他面部填充剂更容易导致视网膜动脉栓塞[20]。

与牛胶原蛋白填充剂相关的主要并发症是潜在的过敏反应,需要在注射前进行两次皮肤测试。根据注射部位的不同,胶原蛋白可以维持 2~6 个月。在活动性差的区域,牛胶原蛋白的持续时间较长,而在活动性强的区域,如唇部,其持续时间较短。

与牛胶原蛋白类似,悬浮在牛胶原蛋白

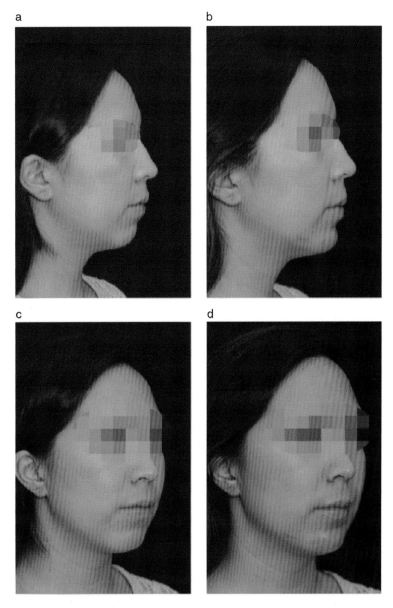

图 3.4　应用透明质酸填充剂行隆颏术。(a,c)患者在治疗前的正面和侧面 3/4 的位置。(b,d)患者在颏部注射透明质酸后即刻。

中的 PMMA 有可能引起过敏反应。因此，在注射之前，患者必须接受相同的过敏测试，即测试牛胶原蛋白 6 周，然后观察 2 周。与 PMMA 相关的最常见并发症是肿块、皮肤敏感性增加、持续水肿或红斑，以及肉芽肿的形成。由于 PMMA 的寿命较长，悬浮液的注入不太容易，注射须格外谨慎[9]。由于 PMMA 的黏稠度，在皮肤极度松弛的患者中很容易

被触及。此外，如果将填充剂注入真皮血管可能导致血管闭塞、梗死或栓塞现象。

理论上，当使用透明质酸时，诱发免疫反应的风险是最小的。然而，有报道称这些化合物在手术后 1 周到 1 年的时间内有急性和延迟的副作用。除了短暂的非过敏外，局部副作用会影响到所有面部填充剂(水肿、瘀斑、过敏和泛蓝变色)，其他症状可能更严

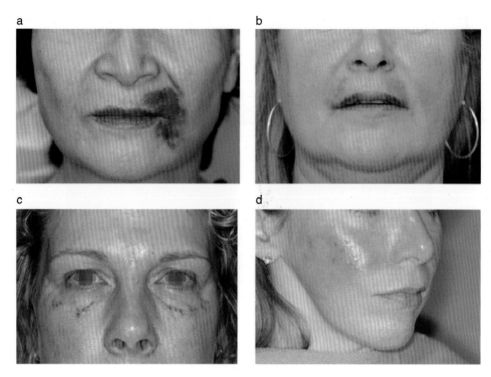

图 3.5　面部填充物注射后的并发症。(a,b)丰唇后瘀斑。(c)眶周注射后立即出现明显的瘀痕。(d)透明质酸注射后面颊水肿。

重或持续时间更长。例如,注射透明质酸的区域出现颗粒感或硬结节,提示过敏反应。近年来,人们的注意力主要集中在一种可导致感染性并发症的菌膜上,该菌膜由可产生耐药性的微生物分泌的保护性黏附基质构成[25]。右旋糖酐微粒可添加到透明醛酸悬浮液中,但其本身有诱发异物肉芽肿的风险[13]。

硅酮有可能发展成弥漫性上皮样颗粒样浸润。这种反应模式在外观上被描述为"瑞士奶酪",可能类似于脂肪肉瘤。此外,杂质的存在会产生异物巨细胞。由于软组织中填充物的迁移,在远离注射部位的区域也可看到肉芽肿反应,注射后 16 年仍可见肉芽肿[21]。

使用悬浮在聚丙烯酰胺中的聚乙烯微球未见严重过敏反应的报道。聚乙烯微球在其周围空间均匀分布[22]。然而,聚丙烯酰胺在注射后 6 个月内被重吸收。

使用 PTFE 和 e-PTFE 会产生一些不良反应。据报道,使用聚 PTFE 糊剂时,内含的与其结构相似的丝状异物会诱发异物反应,并引起周围的炎症浸润或淋巴细胞多核巨细胞浸润。类似的报道称,使用 e-PTFE 时会出现肉芽肿反应,在组织学评估中,e-PTFE 线在偏光显微镜下被视为丝状和双折射性[26]。更有报道称,使用 e-PTFE 时会有瘘管形成、植入物漏出(图 3.6)、感染、硬结/颗粒瘤形成和植入物移动的风险[16]。

羟基磷灰石钙被认为是一种安全的填充剂,除了其他填允剂存在的非特异性并发症,如短暂的肿块和局部水肿/红斑外,没有任何明显的并发症。

尽管以聚氧乙烯和聚氧丙烯为基础的面部填充剂尚未在文献中进行广泛的研究,但一个常见的副作用是注射部位的脂肪萎缩[16]。

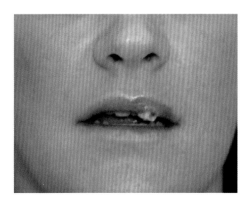

图 3.6　丰唇后 e-PTFE 糊剂漏出。

（董禹辰　张昊　译）

参考文献

1　American Society of Plastic Surgeons. 2016. Cosmetic & reconstructive procedure trends. Plastic Surgery Statistics. Retrieved on March 22, 2017 from https://d2wirczt3b6wjm.cloudfront. net/News/Statistics/2016/2016-plastic-surgery-statistics-report.pdf.

2　Burgess, C.M. (2006). Principles of soft tissue augmentation for the aging face. *Clinical Interventions in Aging* 1 (4): 349–355.

3　Lexer, E. (1919). Fatty tissue transplantation. In: *Die freien transplantation*, vol. 1 (ed. E. Lexer), 265–302. Stuttgart: Ferdinand Enke.

4　Klein, A.W. and Elson, M.L. (2000). The history of substances for soft tissue augmentation. *Dermatologic Surgery* 26 (12): 1096–1105.

5　Fischer, A. and Fischer, G.M. (1977). Revised technique for cellulitis fat. Reduction in riding breeches deformity. *Bulletin of the International Academy of Cosmetic Surgery* 2: 40–42.

6　Asken, S. (1987). Autologous fat transplantation: micro and macro techniques. *American Journal of Cosmetic Surgery* 4: 111–121.

7　Connell, G.F. (1903). The subcutaneous injection of paraffin for the correction of the deformities of the nose. *The Journal of the American Medical Association* 61 (12): 697–703.

8　Kotnis, T.C. and Rivnik, A. (2009). The history of injectable fillers. *Facial Plastic Surgery* 25 (2): 067–072.

9　Alam, M., Gladstone, H., Kramer, E.M. et al. (2008). ASDS guidelines of care: injectable fillers. *Dermatologic Surgery* 34 (1): 115–148.

10　Knapp, T.R., Kaplan, E.N., and Daniels, J.R. (1997). Injectable collagen for soft tissue augmentation. *Plastic Reconstructive Surgery* 60: 389.

11　Lamperle, G., Hazan-Gauthier, N., and Lamperle, M. (1995). PMMA microspheres (Artecoll) for skin and soft tissue augmentation. Part II. Clinical investigations. *Plastic and Reconstructive Surgery* 96: 627–634.

12　Picquadio, D. (1994). Crosslinked hyaluronic acid (hylan gel) as a soft tissue augmentation material: a preliminary assessment. In: *Evaluation and Treatment of the Aging Face*, 304–308. New York: Springer-Verlag.

13　Huh, S.Y., Cho, S., Kim, K.H. et al. (2010). A case of complication after Matridex injection. *Annals of Dermatology* 22 (1): 81–84.

14　Pfulg, M.E. and Le-Huu, S. (2010). Esthetic skin treatments (fillers). In: *Pastic and Reconstructive Surgery* (ed. M.Z. Siemionow and M. Eisenmann-Klein), 221–232. London: Springer-Verlag.

15　Sherris, D.A. and Larrabee, W.F. (1996). Expanded polytetrafluoroethylene augmentation of the lower face. *The Laryngoscope* 106 (5 Pt 1): 658–663.

16　Dadzie, O.E., Mahalingam, M., Parada, M. et al. (2007). *Journal of Cutaneous Pathology* 35: 536–548.

17　Muhn, C., Rosen, N., Solish, N. et al. (2012). The evolving role of hyaluronic acid fillers for facial volume restoration and contouring: a Canadian overview. *Clinical, Cosmetic and Investigational Dermatology* 5: 147–158.

18　Vleggaar, D. and Bauer, U. (2004). Facial enhancement and the European experience with Sculptra (poly-l-lactic acid). *Journal of Drugs in Dermatology* 3 (5): 542–547.

19　Maas, C.S., Papel, I.D., Greene, D. et al. (1997). Complications of injectable synthetic polymers in facial augmentation. *Dermatologic Surgery* 23 (10): 871–877.

20 Park, S.W., Woo, S.E., Park, K.H. et al. (2012). Iatrogenic retinal artery occlusion caused by cosmetic facial filler injections. *American Journal of Ophthalmology* 154 (4): 653–662.

21 Poveda, R., Began, J.V., Murillo, J. et al. (2004). Granulomatous facial reaction to injected cosmetic fillers – a presentation of five cases. *Oral Medicine, Oral Pathology and Oral Surgery* 11: E1–E5.

22 Wortsman, X. (2015). Identification and complications of cosmetic fillers. *Journal of Ultrasound in Medicine* 34 (7): 1163–1172.

23 Kauffman, M.R., Miller, T., Haung, C. et al. (2007). Autologous fat transfer for facial recontouring: is there science behind the art? *Plastic and Reconstructive Surgery* 119 (7): 2287–2296.

24 Samdal, F., Skolleborg, K.C., and Berthelsen, N. (1992). The effest of preoperative needle abrasion of the recipient on survival of autologous free fat grafts in rats. *Scandinavian Journal of Plastic and Reconstructive Surgery and Hand Surgery* 26 (1): 33–36.

25 Bitterman-Deutsch, O., Kogan, L., and Nasser, F. (2015). Delayed immune mediated adverse effects to hyaluronic acid fillers: reports of five cases and review of the literature. *Dermatology Reports* 7 (1): 51–58.

26 Lombardi, T., Samson, J., Plantier, F. et al. (2004). Orofacial granulomas after injection of cosmetic fillers. Histopathologic and clinical study of 11 cases. *Journal of Oral Pathology and Medicine* 33 (2): 115–120.

第 4 章

透明质酸皮肤填充剂

Tirbod Fattahi，Salam Salman

4.1 引言

透明质酸作为皮肤填充剂的历史可以追溯到 20 世纪 70 年代末，当时可注射皮肤填充剂的研究正在兴起。虽然第一种透明质酸填充剂直到 21 世纪初才被美国正式引入，但 Zyderm 和 Zyplast（Inamed. Aesthetics, Santa Barbara, California） 在 1977 年被引入美国时，牛胶原蛋白成为第一种可注射的填充材料。Zyderm 和 Zyplast 都来源于牛胶原蛋白，它们在当时非常受欢迎，仅仅是因为它们没有任何其他竞争对手，而且它们在消除中度至深度皱纹、填充软组织缺损方面效果非常好。类似于今天的透明质酸粒子的科学特性（交联），牛胶原蛋白被研制出不同款产品（Juvéderm Ultra 和 Juvéderm Ultra Plus），Zyplast 应用了更"黏"的配方，用于更深层次的填充。牛胶原蛋白的最大缺点是需要进行过敏试验。尽管 Zyplast Ⅱ 进一步降低了过敏反应的风险，但牛胶原蛋白注射剂最终褪去光环，淡出市场。因此，许多美国和国际制造商继续寻找更新、更安全的皮肤填充剂。最后，Restylane 在 2003 年成为美国批准的第一种可注射的 HA 填充剂。从 2003 年起，已经有超过 12 种透明质酸皮肤填充剂进入了医美市场，并取得了不同程度的成功。

4.2 透明质酸

透明质酸一词来源于希腊语中的玻璃和糖醛酸，因为它大量存在于含有高浓度糖醛酸的眼玻璃体中。透明质酸是一种天然存在的蛋白质（糖胺聚糖），是人体细胞外基质的组成部分。透明质酸是乙酰葡糖胺和葡萄糖醛酸组成的双糖。主要（超过 50%）存在于人的皮肤、眼睛以及关节间隙。据估计，一位 70kg 的男性成人体内大约有 15g 透明质酸[1]。因为它是一种亲水性蛋白质，无论注射在哪里，透明质酸都会吸水并保持水合作用；这一特性具有很高的临床价值。透明质酸还具有一定的弹性和黏度，这是治疗骨关节炎的关键优势。骨关节炎也是透明质酸注射疗法的最早适应证之一。

如今，整形美容手术中使用的主要透明质酸类型是稳定的非动物来源的透明质酸（NASHA）。顾名思义，这种制剂没有任何动物源性，不像早期用于治疗视网膜和关节炎的透明质酸注射剂。早期的透明质酸产品通常是黏稠的凝胶状。这种凝胶状物质的黏度直接受到交联程度的影响（交联是将多条透明质酸链连接在一起的过程）。交联将增加透明质酸的粒度、延长寿命，并使其更黏稠。交联程度高的透明质酸更适合深层次的注射。

4.3　可用产品

美国最常用的透明质酸如下：

- Juvéderm(Allergan,Irvine,California)；
- Perlane(Galderma,Fort Worth,Texas)；
- Restylane(Galderma,Fort Worth,Texas)；
- Belotero(Merz,Raleigh,North Carolina)。

许多制造商通过改变交联和(或)粒度，在同一个系列中创造了多种类型的填充剂；这种改性适用于各种类型的临床需要。例如，根据交联度和颗粒大小，Juvéderm 填充剂可以配制成 Ultra、Ultra Plus 和 Voluma。同样，根据颗粒大小、交联度和临床适应证，Restylane 公司开发了 Restylane、Restylane Silk 和 Restylane Lyft。局部麻醉剂也被添加到许多透明质酸填充剂的配方中，用于注射过程中减少疼痛，如 Juvéderm 公司生产的 Ultra XC 中含有利多卡因。

4.4　临床适应证

透明质酸适用于充填和(或)扩增注射部位的体积。与包括神经毒素在内的大多数美容注射剂一样，透明质酸大多数临床应用未经美国 FDA 批准，被视为超适应证范围应用。临床医生的想象力、特定填充剂的特性以及缺陷的位置决定了透明质酸的种类。面部透明质酸填充剂最常见的适应证包括：

- 鼻唇沟填充；
- 丰唇和唇线；
- 口周皱纹填充；
- 泪槽填充；
- 面颊填充；
- 眉间填充；

- 太阳穴和眉部填充。

4.5　注射技术

包括透明质酸在内的皮肤填充剂，适用于真皮和(或)更深层次的注射。有几种不同的注射技术。连续注射可能是最常用的注射技术，尤其是线性区域(唇线、鼻唇沟)的应用。在较大面积的平坦区域(面颊、泪沟)，交叉注射或沿两个 90°角注射效果较好。可以在多个平面上"堆叠"填充剂以获得更好的结果。无论应用何种技术，注射都是在真皮或更深平面上进行的，退针时透明质酸填充剂以逆行的方式沉积。如果注射过浅，只需将填充剂压出即可。当光束通过胶体，胶体里出现光亮的"通路"时，就是"丁达尔效应"(图 4.1)。这是由于透明质酸填充剂注射过浅；填充剂颗粒会吸收光线并呈现蓝色。患者往往认为这是瘀伤；直到填充剂颗粒完全吸收，这种现象才会消失。丁达尔效应的治疗管理将在本章后文讨论。

大多数透明质酸质地柔和，因此，可以容易地进行抽吸以避免发生血管内注射。还建议在注射前进行局部麻醉或口内神经阻滞，这将显著减少患者的不适，并且可以防

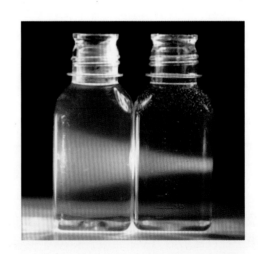

图 4.1　丁达尔效应。当光被粒子吸收时呈现蓝色。

止由患者突然运动而导致的"深度"注射和血管内注射。一些临床医生更喜欢使用钝针来注射皮肤填充剂。小直径钝针降低了血管内注射的可能性,且可以减少术后水肿。无论注射技术或透明质酸的类型如何,与大量注射相比,注射小剂量的透明质酸总是相对安全的。

4.6　产品筛选

虽然大多数透明质酸的黏稠度与凝胶类似,但不同产品的"黏度"仍有一定的差异。这个差异是有临床意义的,例如,将"柔和的""黏性较低的"填充剂注射在泪沟或唇部区域可能获得更好的临床效果,因为这些区域覆盖的软组织非常薄。相反,对于更深层次的注射,由于需要填充的体积更大,需要使用更"黏稠"的透明质酸。高度交联的透明质酸,如 Voluma(Allergan, Irvine, California),适用于面颊填充和在骨膜前间隙的注射。如前所述,所有透明质酸都是亲水的,仅仅由于"保水"功能,注射部位的体积就会增加。这种现象在临床上也很重要:在软组织较薄的区域,如下眼睑/泪沟,使用几乎没有亲水性的透明质酸可以降低注射后出现"颗粒样"外观。在我们的实践中,通常使用没有亲水性的 Belotero(柏丽玻尿酸)填充泪沟区域。

4.7　透明质酸的可逆性

透明质酸最重要的特征是:透明质酸酶可以消除其副作用和并发症,这是透明质酸与其他填充剂的主要区别。与羟基磷灰石钙或聚甲基丙烯酸甲酯等非透明质酸填充剂相关的并发症可能更难处理。Vitrase,也被称为透明质酸酶(Bausch and Lomb, Rochester, New York),是一种从绵羊身上提取的溶解酶,

注入透明质酸沉积的部位,可在 24~48 小时内分解透明质酸。值得注意的是,透明质酸酶也会分解组织中天然透明质酸。透明质酸酶会让周围的皮肤失去光泽和弹性;然而,这一现象会在几天内消失。对于注射美容的新手医生来说,与其他类型的填充剂相比,使用透明质酸的主要优势就是透明质酸酶可以使患者恢复到注射透明质酸前的样子。

4.8　临床应用实例

本章的以下章节将重点介绍在面部不同部位使用透明质酸的具体病例。

4.8.1　鼻唇沟

鼻唇沟中等深度的患者,注意这种面颊的突出是美观的,沿面颊注射填充剂是没有必要的(图 4.2)。对于面颊扁平的患者,沿此区域注射,然后填充鼻唇沟是非常有益的。沿着面颊区域的填充剂将抬高软组织并减

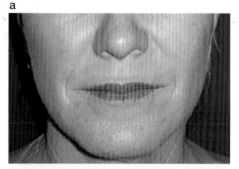

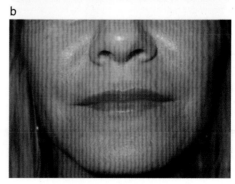

图 4.2　沿鼻唇沟注射透明质酸前(a)、后(b)的照片。

少鼻唇沟的深度。

对于该患者,在给予口腔内神经阻滞后,向双侧鼻唇沟内注射 1.0mL 的 Juvéderm 公司生产的 Ultra XC(图 4.2)。沿鼻唇沟少量多次完成注射,通常每侧 2~3 个注射位点。

4.8.2 唇部

丰唇有两种不同的方式。通过直接注射到口轮匝肌中,可以用透明质酸来增加唇部的充盈饱满度。这种技术会很明显地增加唇部体积,因此建议采用保守的方法。将透明质酸注射到口轮匝肌的表面,正好位于唇部黏膜下层深处(图 4.3)。

另一种技术是只填充唇红缘(唇线),而不直接注射到唇部深层。透明质酸注射在唇线部,会使唇部更加上翘,而不会使唇部看起来大得不自然(图 4.4)。

上述的两个丰唇病例都是在给予口内神经阻滞后进行的,使用 Juvéderm 公司生

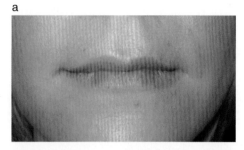

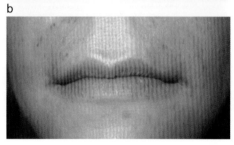

图 4.4　沿唇线(唇红缘)注射透明质酸前(a)、后(b)的照片。

产的产品(Ultra XC)。

4.8.3 泪沟

对于注射美容来说,面部最具挑战性的区域之一可能是下眼睑和泪沟。下眼睑被认为是全身皮肤最薄的部位,因此,在这个区域注射透明质酸必须由经验丰富的操作者完成。为了避免长时间的水肿和"颗粒样"外观,该区域需要使用非常柔和且不具有强亲水活性的透明质酸。作者更喜欢在该区域使用 Belotero,它是一款非常柔和的产品,不会引起强烈的亲水反应。因为该区域的血管非常浅表,所以在该区域注射时必须十分谨慎,避免注射到血管内。还建议在注射透明质酸后立即用手指按摩该区域,使得透明质酸分布均匀并产生平滑、线条流畅的外观。图 4.5 中的患者用交叉注射法在泪沟区域注射了 0.5mL 的 Belotero。

4.8.4 眉间

某些患者在皱眉时,左右皱眉肌之间会

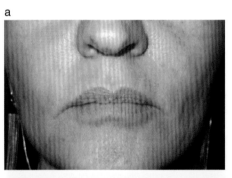

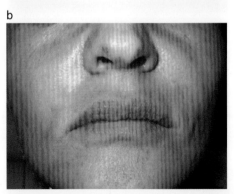

图 4.3　将透明质酸注射到唇部黏膜前(a)、后(b)的照片。

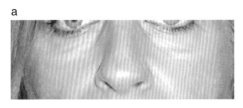

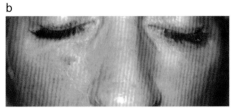

图 4.5　沿鼻骨部注射透明质酸前(a)和术后即刻(b)的照片。

出现深深的"川字纹"。这些患者除了可以使用肉毒素放松周围肌肉之外,还可以用美容注射的方式来填充他们的川字纹。图 4.6 中的患者具有典型的川字纹。在该区域肌肉上方的真皮层平面上,注射0.3mL Juvéderm 公司生产的 Ultra XC,周围的肌肉组织注射 20U 的肉毒素(图 4.6)。在眉间区域的真皮层注射少量的透明质酸是很有必要的。也有报道指出,过量注射和注射到血管内可导致该区域内大量组织坏死和其他眼周并发症的发生[2-8]。

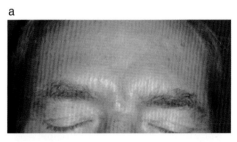

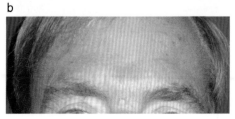

图 4.6　眉间肉毒素以及透明质酸注射前(a)、后(b)照片。

4.9　注意事项

嘱患者在预约时间之前的 2~3 天内用乙醇清洗注射部位,注射后立即进行冰敷。由于透明质酸填充剂的特性,最初几天不允许按摩;过大的压力很容易将填充剂"移"出其预定的位置。1 周后,由于透明质酸与周围组织"融为一体",注射部位会变得非常柔软。在此基础上,可以对任何不平坦的局部进行温和的按摩。在注射透明质酸后,可以使用化妆品来掩盖瘀青。不必使用抗生素。如果患者有口周单纯疱疹病毒(HSV)感染史,并且正在接受治疗,则在手术前一天开始抗病毒治疗(如伐昔洛韦),手术后持续 4~5 天。所有初次就诊的患者都需要在 2~3 周内复查,进行后续拍照观察。还应告知患者在出现由血管损伤导致的瘀伤、苍白或皮肤破溃等情况时,立即联系主诊医生。这些都是术后不良反应,值得密切关注,以防止进一步并发症的发生。在肉芽肿、过敏反应或丁达尔效应发生的情况下,首选治疗是热敷和按摩。类固醇注射也有一定帮助;还可以通过注射透明质酸酶来改善透明质酸的填充效果(图 4.7)。

4.10　透明质酸填充效果的持续时间

根据制造商的介绍,大多数透明质酸填充效果可以持续 9~12 个月。高度交联的透明质酸填充剂,如 Voluma,往往持续时间更长(18 个月),但其价格也往往更昂贵。在日常临床实践中,由于注射区域的持续运动,口周注射透明质酸仅能维持 5~6 个月。经过一段时间反复注射后,发现透明质酸填充效果持续时间超过 9~12 个月并不罕见;这可能是由于在注射部位形成了一些瘢痕组织,

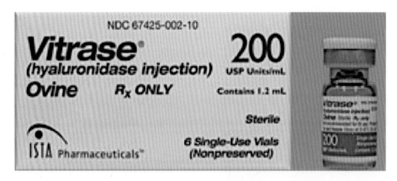

图 4.7 透明质酸酶(Vitrase)用于分解透明质酸填充剂。

这些瘢痕组织可作为"永久性"填充。由于透明质酸缺乏运动,可将神经毒素放置在透明质酸填充的区域附近,这样可以延长其持续时间。所有的透明质酸填充剂最终都要经历一个缓慢的溶解过程,并最终通过肝脏而被清除。

4.11 结论

透明质酸填充剂可以被人体降解,一些不良反应因此可以被规避掉。临床医生可通过选用合适的注射技术来最大限度地利用透明质酸材料的优势。

(张昊 林志骁 译)

参考文献

1 Stern, R. (2004). *Hyaluronan catabolism: a new metabolic pathway. Eur. J. Cell Biol.* 83 (7): 317–325.

2 Ferneini, E.L. and Ferneini, A.M. (2016). An overview of vascular adverse events associated with facial soft tissue fillers: recognition, prevention, and treatment. *J. Oral Maxillofac. Surg.* 74: 1630–1636.

3 Kassir, R., Kolluru, A., and Kassir, M. (2011). Extensive necrosis after injection of hyaluronic acid filler: case report and review of the literature. *J. Cosmet. Dermatol.* 10: 224.

4 Hirsch, R.J., Cohen, J.L., and Carruthers, J.D. (2007). Successful management of an unusual presentation of impending necrosis following a hyaluronic acid injection embolus and a proposed algorithm for management with hyaluronidase. *Dermatol. surg.* 33: 357.

5 Li, X., Du, L., and Lu, J.J. (2015). A novel hypothesis of visual loss secondary to cosmetic facial filler injection. *Ann. Plast. Surg.* 75: 258.

6 Beleznay, K., Carruthers, J.D., Humphrey, S. et al. (2015). Avoiding and treating blindness from fillers: a review of the world literature. *Dermatol. Surg.* 41: 1097.

7 Kim, Y.J., Kim, S.S., Song, W.K. et al. (2011). Ocular ischemia with hypotony after injection of hyaluronic acid gel. *Ophthal. Plast. Reconstr. Surg.* 27: e152.

8 Daines, S.M. and Williams, E.F. (2013). Complications associated with injectable soft tissue fillers. A 5-year retrospective review. *JAMA Facial Plast. Surg.* 15: 226.

第 5 章

Radiesse™ 羟基磷灰石钙注射填充剂

Nikita Gupta，Onir L. Spiegel，Jeffrey H. Spiegel

2006 年 12 月，美国 FDA 批准羟基磷灰石钙(CaHA)作为一种可注射的真皮填充剂，用于矫正中重度面部皱纹和治疗人类免疫缺陷病毒(HIV)引发的脂肪萎缩。在此之前，经不同配方制备的羟基磷灰石钙已被安全地用于增厚声带、填补口腔或颌面缺损、治疗压力性尿失禁，以及用作放射类标志物等方面。2016 年，其被批准用于手背部年轻化的注射治疗。这种材料(商品名 Radiesse、Merz Aesthetics)由 25~45μm 的 CaHA 微球组成，能够悬浮在由水、甘油和羧甲基纤维素钠组成的载体凝胶中。

由 70%载体凝胶和 30% CaHA [化学式 $Ca_{10}(PO_4)_6(OH)_2$]组成的填充材料配方，效果能维持 10~14 个月，平均 12 个月[1]。与用于骨重建的类陶瓷微孔配方不同，该配方不支持血管长入且不具有骨传导性能。载体凝胶会在数周内被降解，CaHA 微球则留在注射部位，直到数月后降解为钙和磷酸盐离子，经过体内代谢后正常排出。在体的 CaHA 能诱导成纤维细胞分泌胶原并最终被纤维血管间质组织所取代[2]。注射后的效果立竿见影，远期效果则通过诱导新生胶原的形成来维持。因此，Radiesse 经常被认为是一种"较为持久"的填充剂，因为它可以诱导组织生长。

Marmur 等人对人体耳后注射 6 个月后的皮肤取活检检测，结果初步证实了在 CaHA 微球周围有新胶原的形成[3]。在狗动物模型中，CaHA 的注射也能导致内源性胶原生成，且皮内注射时胶原形成量显著多于皮下注射[4]。

Berlin 等人通过对人耳郭后 CaHA 注射 6 个月后的组织进行取样切片，进一步研究了 CaHA 注射后胶原形成的特点。苏木精-伊红染色(HE 染色)结果显示，CaHA 微球周围有胶原沉积和浸润，同时有成纤维细胞和轻度组织细胞反应。免疫组化(IHC)染色结果证实有 Ⅰ 型胶原形成，天狼星红(PSR)染色结果证实有 Ⅰ 型和 Ⅲ 型胶原纤维形成[5]。

在一项放射学研究中，Carruthers 等人证明，虽然填充材料在 CT 扫描下可见，但其影像学表现与下层自身组织结构不同，不太可能与病理改变相混淆，也不会掩盖下层自身组织的结构。注射后的材料与骨明显分离，未见成骨效应。患者 12 个月后的随访 CT 扫描结果显示，CaHA 注射区域钙沉积与刚注射时相比显著减少，CaHA 通过诱导新胶原生成维持了治疗效果的持久性。该研究是在经注射治疗的 HIV 脂肪萎缩患者身上进行的，尽管注射了大量的 CaHA（总计 34.1mL），但这些材料并没有掩盖下层组织的原有结构，也没有诱导新骨生成[6]。

有多项研究比较了 CaHA 与其他皮肤填充剂的临床效果。一项旨在对比鼻唇沟（NLF）治疗中 CaHA 和胶原蛋白疗效的试验采用了多中心、随机的半面部注射，结果显示 CaHA 组临床疗效更好。两者相比，发生注射相关的不良事件差异不大，但 CaHA 达到预期效果所需的量更少。在这项 117 例患者参与的试验中，79% 的受试者经 CaHA 注射 6 个月后效果更好（$P<0.0001$）[7]。在 CaHA 和透明质酸（Restylane）的类似比较中，CaHA 组在注射后 12 个月内的所有时间点都有更好的效果，并且所需注射物的量相比之下减少了 30%[8]。在之后对 CaHA 和两种透明质酸产品（Juvéderm Ultra 和 Perlane）进行的 NLF 填充的比较中，在注射量相似的条件下，CaHA 组有着更好的患者满意度，效果持久性也更好[9]。

CaHA 注射的不良反应主要与注射相关，包括水肿、瘀斑和血肿等。当然，这些特殊的并发症很大程度上与给药途径有关。Jacovella 等人在一项 40 例患者参与的研究报告中称这些不良反应事件发生率为 5%，此外还有 1 例患者唇部出现结节，需要通过手术切除[10]，还未见系统性不良反应的报道。结节是 CaHA 注射的一种不常见并发症，下文将进一步讨论。

5.1 临床指南

接受面部填充剂治疗的患者应该对每种填充剂的相对优点和缺点进行全面了解和讨论。Radiesse 通常被认为是一种推荐的填充剂，因为它的主要活性成分——钙为人们所熟悉，并且其被认为对人体的整体健康有益。

诊疗医生应该告知接受面部填充治疗的患者每种方法的优缺点，以及不同填充材料适合不同部位。钙是一种很容易与骨骼健康联系在一起的物质，Radiesse 在骨凸出处应用较多，比如颧骨的上部和鼻翼沟附近的鼻唇沟上内侧部。在这两个位置，我们用这种钙基材料提升和增强底层组织结构。然而，必须谨慎地评估是否存在注射引发的栓塞和缺血的风险。

我们不推荐将这种材料用在泪沟或唇部，根据我们的经验，泪沟部位不适合使用 Radiesse。许多医生注意到，在使用 Radiesse 填充唇部后，局部会形成白色小结节。这两个部位更适合运用更柔软、更容易成型的透明质酸填充剂来填充治疗。如果注射后外观不理想，可以通过注射透明质酸酶减少或消除填充材料。

Radiesse 用于泪沟或唇部时出现白色结节的风险较高，但它却被批准用于手部年轻化注射治疗。这种材料可以注射到皮肤深处，能淡化手部的静脉和肌腱的痕迹，恢复手部年轻时的丰满度，效果一般能维持 9~12 个月。

填充材料注射前应详细询问患者病史，需要特别注意患者是否正在使用非甾体抗炎药（NSAIDS）、阿司匹林或其他血液稀释剂等药物。对疱疹病毒感染的患者进行填充材料注射要十分谨慎，注射可能会加速病毒暴发，必要时可在注射前后应用抗病毒药物。

瘀青是所有注射的潜在副作用，使用钝头微型针头可以减少瘀青发生的可能性，还可以减少将材料注入血管内这一潜在危险的发生。Radiesse 作为一种可注射的颗粒，如果不小心将其注入血管内，有发生栓塞的风险，在特定部位还可能发生视力丧失甚至失明等并发症。

Radiesse 有两种剂型，包括标准制剂和含有利多卡因的"+"型。在含利多卡因剂型推出之前,医生通常会用标准的双注射器混合阀将 1.5mL 的 Radiesse 与 0.3mL 的 1%利多卡因和肾上腺素混合,混合过程中要注意防止空气的混入。

使用 27 号针头注射 Radiesse+™ 相对合适,注射时应深入真皮下,防止皮肤出现可见的白线或结节。该材料可应用于皮下脂肪或直接注射于骨膜附近。根据作者的临床经验,注射时患者的耐受性良好,因此不需要局部神经阻滞麻醉。注射后起效快,可避免材料的过度填充,但因羧甲基纤维素载体会被身体相对较快地清除,所以患者的实际需要量应该比在注射后即刻看到的量要多。

在不同的部位应该用不同的方法进行材料的注射填充,作者习惯于在鼻唇沟内上侧应用粗针注射,以抬高该区域的皮肤,并纠正因衰老而造成的软组织缺失。颧骨隆起部位也采用类似的方法,以前区平坦为主要填充目标。

一般不建议填充泪沟,但如果要处理,只需沿骨膜使用少量材料填充即可。

不推荐对唇部进行注射填充,即使注射顺利,也可能在唇部形成需要切除的小结节。如出现结节,可用 19 号针挑出,这样可将对周围组织的破坏降到最低。

注射填充治疗面下部口周皱纹(木偶纹)最好是垂直于皱纹方向沿其上侧进针注射。这种方法注射填充皮肤更为平整,效果较好。如果直接在皱纹区域注射,则会导致口腔黏膜膨胀,形成可触及的肿块,患者会因此感到不适。

Radiesse 也适用于非手术鼻整形,可以通过沿鼻骨或软骨的深凹区域填充来纠正鼻的形状,以使外部皮肤更加对称地覆盖来实现对鼻部外形视觉上的改善。同样地,Radiesse 也可以改善鼻部畸形,如过于凹陷的鼻额角。注射时要注意避免将材料误注入血管,以防止出现栓塞和相关并发症。

对于这种可注射的颗粒材料,要重点关注其注射后引发的血管相关危险。血管受压,如角动脉,也可能造成缺血。遇到这种情况处理起来会很困难,因为 CaHA 不能像透明质酸那样轻易地被清除,解决这种并发症需要硝基糊剂、类固醇和其他相关治疗手段。

总的来说,Radiesse 是一种满意度高且效果可靠的填充材料。微针管注射可以减少相关并发症的风险。需要注意的是该材料目前只被批准用于手部填充,尽量避免在唇周填充时使用它。

(林志骁 译)

参考文献

1　Graivier, M.H., Bass, L.S., Busso, M. et al. (2007 Nov). Calcium hydroxylapatite (Radiesse) for correction of the mid- and lower face: consensus recommendations. *Plast. Reconstr. Surg.* 120 (6 Suppl): 55S–66S.

2　Berlin, A.L., Hussain, M., and Goldberg, D.J. (2008 Jun). Calcium hydroxylapatite filler for facial rejuvenation: a histologic and immunohistochemical analysis. *Dermatol. Surg.* 34 (Suppl 1): S64–S567.

3　Marmur, E.S., Phelps, R., and Goldberg, D.J. (2004 Dec). Clinical, histologic and electron microscopic findings after injection of a calcium hydroxylapatite filler. *J. Cosmet. Laser Ther.* 6 (4): 223–226.

4　Coleman, K.M., Voigts, R., DeVore, D.P. et al. (2008 Jun). Neocollagenesis after injection of calcium hydroxylapatite composition in a canine model. *Dermatol. Surg.* 34 (Suppl 1): S53–S55.

5　Berlin, A.L., Hussain, M., and Goldberg, D.J. (2008 Jun). Calcium hydroxylapatite filler for facial rejuvenation: a histologic and immunohistochemical analysis. *Dermatol. Surg.* 34 (Suppl 1): S64–S567.

6　Carruthers, A., Liebeskind, M., Carruthers, J. et al. (2008 Jun). Radiographic and computed tomographic studies of calcium hydroxylapatite for treatment of

HIV-associated facial lipoatrophy and correction of nasolabial folds. *Dermatol. Surg.* 34 (Suppl 1): S78–S84.

7　Smith, S., Busso, M., McClaren, M. et al. (2007 Dec). A randomized, bilateral, prospective comparison of calcium hydroxylapatite microspheres versus human-based collagen for the correction of nasolabial folds. *Dermatol. Surg.* 33 (Suppl 2): S112–S121; discussion S121.

8　Moers-Carpi, M.M. and Tufet, J.O. (2008 Feb). Calcium hydroxylapatite versus nonanimal stabilized hyaluronic acid for the correction of nasolabial folds: a 12-month, multicenter, prospective, randomized, controlled, split-face trial. *Dermatol. Surg.* 34 (2): 210–215.

9　Moers-Carpi, M., Vogt, S., Santos, B.M. et al. (2007 Dec). A multicenter, randomized trial comparing calcium hydroxylapatite to two hyaluronic acids for treatment of nasolabial folds. *Dermatol. Surg.* 33 (Suppl 2): S144–S151.

10　Jacovella, P.F., Peiretti, C.B., Cunille, D. et al. (2006 Sep). Long-lasting results with hydroxylapatite (Radiesse) facial filler. *Plast. Reconstr. Surg.* 118 (3 Suppl): 15S–21S.

第 6 章

神经毒素和面部填充剂的使用注意事项与技巧

Raffi Der Sarkissian

6.1 神经毒素使用的注意事项

使用神经毒素和面部填充剂之前需要对目标区域进行准确分析,以选择正确的注射技术。必须确定老化现象是否是由皮肤本身的结构变化、肌肉重复运动造成的皱纹、皮肤和软组织失去弹性导致上睑下垂、面部容量减少或重新分布,或者是这些因素组合所导致的。如果经分析确定某些皱纹确实由肌肉过度活动导致,那么它就适用于肉毒素治疗[1]。遵循前人总结的宝贵经验能够获得更加令人满意的治疗效果,并可将不良效果发生的可能性降到最低。

6.2 神经毒素的准备及储存

目前市面上在售的神经毒素(保妥适、A型 Abobotulinum 和 A 型 Incobotulinum)是经真空干燥或冻干的粉末,都需要生理盐水(0.9% NaCl)来溶解。稀释液的种类一直存在争议,大多数公司建议使用无防腐剂的生理盐水,而一些从业人员更倾向于使用普通生理盐水。由于乙醇在生理盐水中用作防腐剂,用普通生理盐水稀释可能会在注射时产生更多的灼烧感,但一些医生认为乙醇作为麻醉剂可以减少疼痛,作者偏好使用无防腐剂的生理盐水来进行稀释。

在稀释产品时,必须清楚肉毒素的浓度,要确保每瓶药物的一致性。稀释体积并不重要(1~5mL 稀释均可),高浓度毒素的优点是每个部位的液体注射量更少,理论上疼痛更小,效果更集中。相反,低浓度毒素能够让术者注射更大面积的区域。我们发现 3mL 的稀释体积是最理想的,即每 0.1mL 有 3.3U。对于术者来说,了解各个产品的相对优缺点同样十分重要,由于大多数关于神经毒素的疗效研究都是应用保妥适(Botox)进行的,所以其通常被认为是"标准"强度。

保妥适与 A 型 Abobotulinum(Dysport)和 A 型 Incobotulinum(Xeomin)的换算比率如下:

1U 保妥适=2.5~3.0U Abobotulinum 毒素
1U 保妥适=1.0~1.5U Incobotulinum 毒素

6.3 注射器和针头的选择

在注射器和针头的选择上,不同术者有

各自的喜好。大多数认为 0.3~1.0mL 的小体积注射器最为合适。固定针易于使用,但在抽取毒素时容易变钝(图 6.1)。

可拆卸针头的注射器能够适应习惯不同的术者。有柱塞的注射器的优点是不会浪费药品(图 6.2)。

吸取液体时可用较粗的针头(20~25G),注射时用较细的针头(30~33G)。细针虽然引起的创伤较小,但容易变钝,多次注射建议及时更换针头(图 6.3)。

6.4　注射的基本原则

在前额、眼周和面部其他部位注射时,患者会感到恐惧、焦虑和疼痛。患者常会向术者诉说注射过程中存在不适感,或注射后出现瘀青。即使最熟练的临床医生进行注射也难以避免这些情况,但以下措施可以将一些负面影响降到最低,为患者提供更舒适的体验。

1.把将要发生的事情和可能的痛苦提前告知患者。如:"你会觉得眉毛间被掐了一下,然后会有点火辣辣的感觉。"

2.注射前倒数几个数可以帮助患者对接下来注射会引发的疼痛提前做好准备,这有助于让患者在注射过程中不会反射性地移动身体。

3.使用最细的针,当针变钝时及时更换。

4.那些对疼痛极度敏感的患者,可考虑使用局部麻醉或进行冰敷预处理。

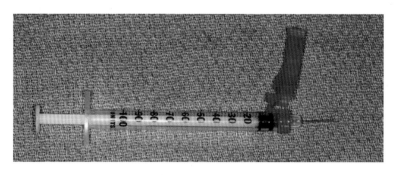

图 6.1　固定针式注射器。固定针式注射器无须更换针头,然而,如果针头在注射过程中变钝,就不能更换针头,只能将毒素转移到另一个注射器内,这就会导致相关毒素的浪费。

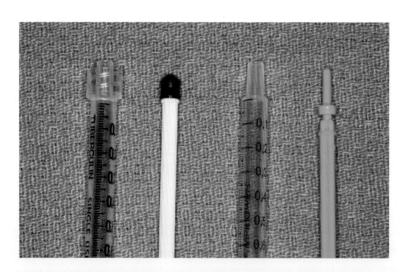

图 6.2　有柱塞的注射器。右侧的注射器的柱塞进行了延长设计,这样就可以保证只有非常少量的毒素被浪费。

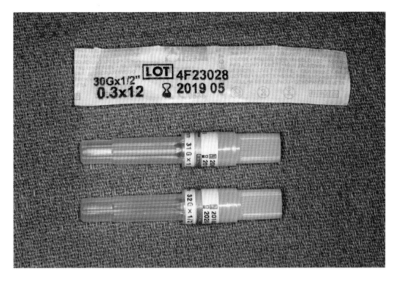

图 6.3　细针头可以减少疼痛。

5.注射前先用手指按压皮肤,以减轻敏感患者的不适感。

6.用手指拉伸皮肤可以使针更容易穿透。

7.倾斜进针。这有助于避免接触下方骨结构,特别是在皮肤较薄的区域。此外,当针头倾斜时,它更容易进入皮下肌肉,注入的毒素不易扩散。针头垂直进入相对较薄的肌肉时,注入毒素会扩散,准确性会降低。

8.倾斜进针可以避免穿透血管,注射时尽量避开可见的血管。

9.要小剂量、多部位注射,以达到更加精准化的治疗,使不良结果发生的风险降到最低。

10.每次注射一个肌肉群,从一侧开始,对侧注射应用相同的注射方式和相同剂量的毒素。在这种操作下,两侧肌肉注射部位相同,药物剂量相同,治疗效果更加对称。

11.注射后,沿着想要毒素扩散的方向按压注射部位,使毒素远离想要避开的组织。这不仅有助于毒素更快地扩散,还可以防止瘀青的出现。

12.研究表明,稀释后的神经毒素能在 2 周内保持活性,但建议尽快使用,最好不要超过 1 天。

13.不要冷冻稀释后神经肉毒素,这可能会破坏载体蛋白使其活性降低。

14.冻干产品应储存在 2~8℃(36~46℉)的温度下。

6.5 不同注射部位的注射技巧

6.5.1 眉间注射技巧

成对的上部皱眉肌收缩会导致斜向的"倒 V"形线,中线降眉间肌收缩会导致横过眉间的水平线。

降眉间肌起源于鼻骨,附着于眉间或前额中线下的皮肤上[2]。让患者皱眉或做出生气的表情有助于评估降眉间肌的垂直高度,并估算注射次数,一般需两次注射。一针位置较深,一针位置较浅,这样能更准确地作用于全部肌肉。小剂量 3~10U 的保妥适通常足以改善水平方向的皱纹。

皱眉肌起源于额骨的眶上嵴,插入眉毛上方的皮肤,一般会终止在眉毛根部和眉毛中部之间[3]。在这个部位进行注射时,必须让患者做出"愤怒的表情"以评估皱眉肌的长度。对肌肉的长度和体积的评估有助于决定注射剂量。每一侧至少需要两个注射点,仅在单一点注射后肌肉仍可以向内侧或外侧收缩,导致注射后皱纹移位。

根据肌肉的长度,每一侧有 3~4 个推荐的注射位点。内侧区域注射位点注射时应稍微深一些,因为肌肉起源于骨骼并向外侧运动;注射附着在皮肤下的浅层肌肉时进针需浅一些(图 6.4)。

在眶上区域的注射应始终保持与眶上缘至少 1cm 的距离。沿术者拇指缘进针注射。这可以更加准确地判断解剖位置,便于注射时控制力度,从而避免注射后毒素扩散至上睑提肌,最大限度地减少上睑下垂的风险。

平均而言,需要 15~30U 的保妥适来有效改善皱眉纹和眉间纹。

中线眉间肌和成对的皱眉肌都是眉内侧降肌,它们向着眉内侧收缩。因此,注射神经毒素可以使该区域肌肉充分放松,使眉根部的位置相对抬高。

由于此区域的肌肉与愤怒的表情有关,从进化的角度来看它们是"生存"所必需的,因此相当发达。即使注射了足量的肉毒素,有时效果仍不明显。所以需要提醒首次接受治疗的患者,可能需要每隔 4 个月对该区域进行 2~3 次的额外治疗,以达到更显著的肌肉松弛效果。对于疗效不佳或皮肤凹陷的患

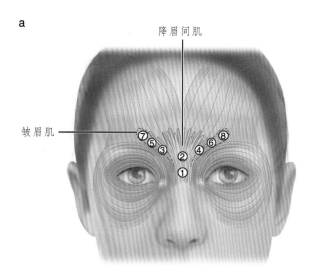

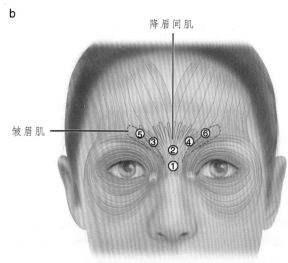

图 6.4 **(a)**水平方向的皱眉肌。注射位点 1~4 的注射位置更深。只有当肌肉长度向外侧延伸时,才选用 7、8 位点。越靠内侧,注射位置越深;越靠外侧,注射位置越浅。**(b)**垂直/斜向的皱眉肌。注射位点 1~4 的注射位置更深,5、6 位点注射位置较浅。

者,注射小体积的低密度填充材料可以有效改善外观。

6.5.2 额部注射技巧

抬头纹是由额肌收缩造成的。额肌起源于额叶发际水平的帽状腱膜,远端延伸至眉部皮肤[2]。评估抬头纹的产生原因十分重要,有些患者是由额肌过度活跃造成的,更常见的原因为解剖上低眉或上睑下垂所致的长期提眉。因为额肌是唯一负责提升眉毛的肌肉,所以在肉毒素治疗之前,有必要在面部静态活动中和动态活动中对上 1/3 面部进行正确的评估。若术前未注意到患者的眉部较低或有上睑下垂,则会导致患者术后出现无法抬眉等不良后果。

女性的眉毛在眶缘处,在虹膜外侧缘和外眼角之间有一个顶点;男性的眉毛在眶缘的上方,一般都是水平的。进行前额治疗时,注射的有效范围覆盖整个额肌十分重要,未注射的外侧额肌会导致外侧眉梢出现异常翘起。

从解剖学上讲,额骨中部有一个凹陷区域。应该在额部中线或其附近进行注射,以避免原本平滑的前额中部产生皱纹。若发现额肌一直延伸到发际线,扩大注射范围到额肌的最上部十分重要,否则可能会在发际

线或略低于发际线的地方形成一条较深且明显的皱纹,特别是当额部其他部位经肉毒素注射后变得十分平滑时,这一皱纹会更加明显。

与在眉间注射一样,眶上缘 1cm 范围内是禁止进行注射的区域[4],这偶尔会导致眉毛正上方残留一条新月形的皱纹,在进一步消除这一皱纹时应格外小心,虽然可以进一步地消除皱纹,但是会有眉外侧下垂的风险。为避免出现眉外侧下垂和外眦部皱襞,一般来说不会行进一步的注射治疗。

针对希望提升外侧眉部的患者,可以考虑采用中央"V 形"注射法,使用这种方法注射可以维持中央及内侧眉毛的位置,利用外侧额肌提升眉外侧部。这种注射法可能需要一定的尝试后才能确定合适的毒素注射剂量[5],同时对注射位点的精准定位也十分重要。

一些患者前额中部可能会有非常明显的皱纹,可以通过在皱纹上方或下方成行注射来改善。对于大多数患者而言,在两条平行线注射来阻滞肌肉活动的效果更好(图 6.5)。

额肌是一块非常表浅的肌肉,应该在皮下进行注射,斜向进针比垂直进针效果更好。一般来说,15~30U 的保妥适就足以改善前额皱纹。注射过量或注射点过于接近眉区可能会导致眉毛下垂和上睑下垂。眉毛的"沉

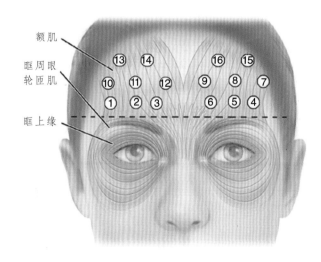

图 6.5 为了避免眉毛下垂,应在眶缘上方 2~3cm 处开始注射。额侧 1、4、7、10 位点注射可减少眉外侧过度抬高的可能。不注射 1、4 位点会提升外侧眉。在中线或中线附近注射 3、6、9 和 12 位点会减少中线残留的皱纹。对于发际线活动中或发际线附近有皱纹的患者需谨慎考虑在 13~16 位点进行注射。

重感"在治疗后 3~4 周会有所改善。在对额肌进行注射时，要遵循少量多次的原则。

6.5.3 眶周注射技巧

轮状的眶周皱纹是由眼轮匝肌收缩所致，这应与其深部颧大肌收缩所致的眶下部皱纹进行区别。前者可以通过肉毒素注射来改善，后者则不能，不然会导致笑容变形。

临床上区分由眼轮匝肌和颧肌引起的皱纹的方法是让患者闭紧双眼，显露出由眼轮匝肌引起的皱纹，然后让患者做出微笑表情来显露出由颧肌收缩引起的皱纹。让患者在照镜子时闭上一只眼睛可以显示眼眶周围的皱纹，这类皱纹可以经肉毒素注射治疗改善，微笑时出现的皱纹不适合此方法。眼轮匝肌在眶周皮肤下浅层和颧大肌近端表面，应采用皮下注射，防止注射过深损害颧大肌功能。

从眉外侧水平线处开始垂直向下至外眦外 1cm 左右注射 2~4 针。在垂线中部区域进行注射时要确保为皮下注射，并时刻注意避免因注射导致上睑退缩（图 6.6）。

一般情况下，眶周注射总量为 6~20U 的

保妥适。眼轮匝肌是眉外侧降肌，麻痹后会导致眉外侧轻微上提。对于希望眉外侧上提的患者，可单纯采用眼轮匝肌注射治疗方案，无须注射外侧额肌，非常便捷。将此方法与麻痹皱眉肌和降眉间肌相结合，可以有效地提高整个眉部的位置。

6.5.4 改善"兔子纹"

鼻肌和降眉间肌的收缩会导致鼻侧壁和鼻背处形成"兔子纹"，除非患者十分在意或过于明显，一般情况下不需要特意治疗。与注射面部其他部位类似，患者需要皱鼻来帮助术者定位。鼻肌位于鼻侧壁和鼻背部，表层皮肤相对较薄，一般情况下，1~3 次注射、每次 1~3U 的肉毒素注射就足以改善皱纹（图 6.7）。

需要注意的是，不能注射位于鼻肌更外侧的提上唇鼻翼肌，否则会导致提唇无力或者微笑时唇部不对称。

6.5.5 降口角肌注射技巧

降口角肌的作用是向下牵拉嘴角。使用肉毒素阻滞降口角肌的活动可以减弱其牵

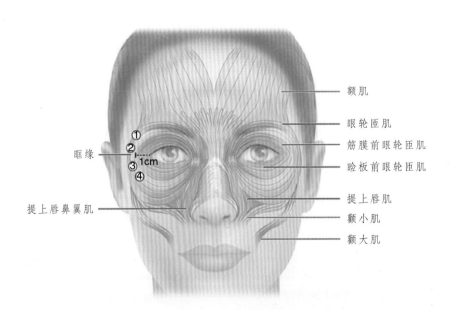

眶缘

1cm

提上唇鼻翼肌

额肌

眼轮匝肌

筋膜前眼轮匝肌

睑板前眼轮匝肌

提上唇肌

颧小肌

颧大肌

图 6.6 注射位点应在眶外侧边缘至少 1cm 处。注射位点 4 要注意避开位于眼轮匝肌深部的颧大肌头。

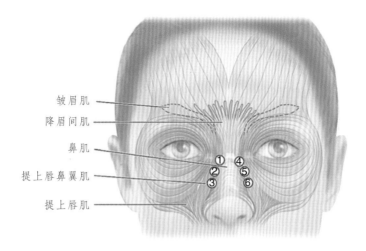

皱眉肌
降眉间肌
鼻肌
提上唇鼻翼肌
提上唇肌

图 6.7　注射点 1、2、4、5 用于改善鼻肌横部肌纤维收缩所致的"兔子纹"。注射位点 3、6 只用于皱纹较深的情况。纠正"兔子纹"时，降眉间肌下段也需要进行注射。

拉力，减少颧大肌收缩时所受的拮抗力，从而使嘴角抬高。

需要注意的是，不能对较内侧的降下唇肌和颏肌进行肉毒素注射[2]，这会使面部失去对称性。患者需要皱颏或者提唇露齿以便于术者找到降口角肌。如果降口角肌肌腹明显可见或者易于触及，用 2~5U 肉毒素进行注射即可。如果降口角肌显露不明显，可在下颌韧带附着点的外侧，距下颌边界约 1cm 处进行注射。下颌放松，口微微张开时，该注射位点一般在面颊的前边缘。考虑到唇周解剖结构的特点，为了避免注射毒素至较内侧的肌肉，注射位点应选择嘴角外下方至少 1cm 处（图 6.8）。

6.5.6　口周注射技巧

口周放射状皱纹与使用吸管有关，最常见的诱因是吸烟，微量的肉毒素注射即可改善。口轮匝肌收缩导致口周皱纹，沿着上唇和下唇在 2~4 个部位注射少量的肉毒素（每次注射 1~2U）可以有效改善唇部线条（图 6.9）。不过术者需要告知患者，即使使用小剂量的毒素，上下唇的位置和使用吸管也可能会受到一些影响。口周大剂量注射可能导致明显的笑容不对称和上唇或下唇下垂，考虑到可能出现的面部不对称和噘嘴或喝水时出现的皱纹，低剂量毒素结合低密度填充材料或是单独使用填充材料可能更加安全。

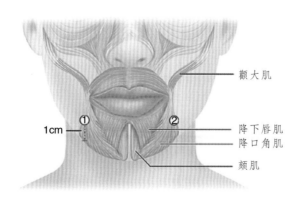

颧大肌
降下唇肌
降口角肌
颏肌

1cm

图 6.8　降口角肌推荐的注射位点。注射位点在下颌边缘上方 1cm 处，刚好在嘴角垂线外侧。

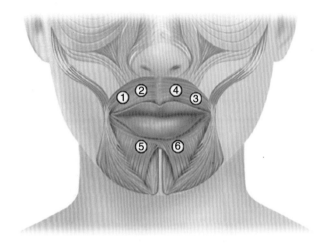

图 6.9　唇周放射性皱纹改善的治疗点。一般上唇的皱纹更加明显。对于下唇皱纹明显的患者,推荐在注射位点 5、6 注射。

6.5.7 提上唇鼻翼肌注射技巧

　　提上唇鼻翼肌的过度活动会导致上唇过度抬高,从而产生露龈笑。提上唇鼻翼肌起源于上颌骨的前表面,并附着在鼻翼基底部与唇之间的皮肤下。在口轮匝肌上方的肌肉下缘注射少量肉毒素(1~2U)有助于减少肌肉的活动,改善微笑露齿的程度(图 6.10)。

　　注意提上唇鼻翼肌不能过度矫形,以避免发生嘴角下垂,也不要注射肉毒素至口轮匝肌上,这可能会使患者的笑容变得不自然。

6.5.8 颏部注射技巧

　　颏部肌肉过度活跃的患者会出现颏部皮肤凹陷。颏肌是主要的降下唇肌,附着于下唇的皮肤上,从而形成唇颏沟。对颏肌进行神经毒素注射可以帮助放松肌肉,改善颏部皮肤凹陷的情况。推荐在每块颏肌沿垂直方向注射 2~4 次,每次注射 4~8U肉毒素。为了避免毒素作用于口轮匝肌导致下唇下垂,应尽量靠近颏缘进行注射(图6.11)。

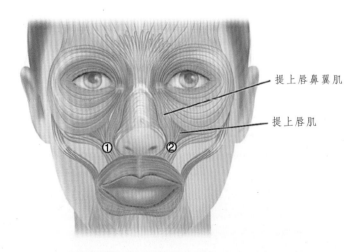

提上唇鼻翼肌

提上唇肌

图 6.10　在提上唇鼻翼肌下段进行单次注射可以减少微笑时唇部的上抬幅度。

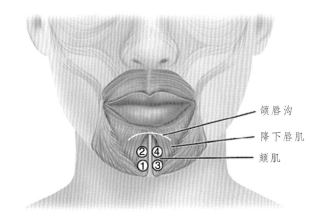

图 6.11　从 1~4 号位置注射毒素至颏肌深处，注射时避免从侧方进入降下唇肌，上方不得超过颏唇沟。

6.5.9　颈阔肌束带注射技巧

　　颈阔肌是一块位于锁骨和肩峰下方、颈部的前下方以及下颌骨后上方的平坦肌肉。舌骨以下的部分是两块独立的成对肌肉，而舌骨上方的肌肉在进入下颌骨之前趋于交叉[2]。在年轻人中，颈阔肌肌索更接近中线。随着年龄增加，肌索逐渐向外侧移动，肌肉的前缘会形成"束带"样外观。对于单纯的颈阔肌下垂，手术矫正是最为有效的方法[6]。

　　颈阔肌的过度活动会导致颈阔肌束带，这在较瘦的患者和做过颏下抽脂或脂肪切除后肌肉显露的患者中更为常见。对于这些患者，肉毒素注射可以有效改善外观。

　　患者做出鬼脸表情或是露出下颌的牙龈可以使束带更为明显，抓着肌肉前缘可以更好地定位注射位点。推荐从下颌骨边缘下至少 2cm 处开始注射，沿整个肌肉在 3~4 个位置进行注射，每个注射位点注射 2~4U（图6.12）。

　　如果出现后/侧"带"，可以用类似的方式进行治疗。应格外小心不要向颈阔肌深处

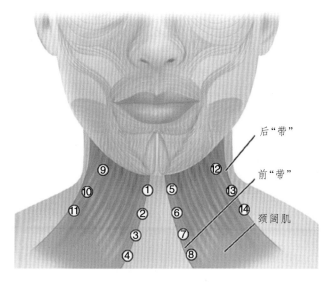

图 6.12　从 1~3 号及 5~7 号位置注射可有效改善患者颈阔肌前端的"束带"。如果肌肉带在颈部延伸得较低，就需要额外注射 4 号和 8 号位置。只有在颈阔肌后侧的"束带"比较明显的情况下才需要注射 9~14 位置。

注射,以免削弱颈部深层肌肉的力量。过度注射该区域会导致吞咽困难、声音嘶哑和误吸等并发症。

6.5.10 咬肌肥大的治疗

咬肌起自颧弓下缘和内侧,向下延伸至下颌体和下颌支。习惯性咬紧牙关或磨牙症可导致咬肌过度活动,从而引起咬肌肥大。某些人群的咬肌在没有过度活动的情况下也可能存在肥大。尽管对于某些群体,尤其是男性患者来说,宽下颌可能会更有吸引力,但咬肌肥大会使面部看起来过于方正。神经毒素能有效地暂时性减少肌肉的体积和活动,从而改善患者的面部轮廓[7]。

将一根手指放在肌肉的前端,另一根手指放在下颌角处,嘱患者咬紧以收缩咬肌。沿肌肉选取 2~4 个不同位置进行 3~5U 的神经毒素注射。通常,根据肌肉的大小,可使用 10~20U。由于肌肉附着在骨骼上,并且相对较厚,注射应该深入并适中地置于肌腹的中间。注射应该保持在肌肉的下部和后部,以避免从上方或前方扩散到面部表情肌(图6.13)。

6.6 神经毒素并发症

在美容中使用神经毒素是相对安全的,据我们所知,尚无与神经毒素直接相关的永久性不良反应的报道[8]。最常见的并发症与神经毒素侵犯邻近肌肉或注射不当有关。注射时应控制注射液的扩散范围在距离注射位点 1~3cm 内。瘀伤、肿胀、疼痛和红斑是神经毒素注射的常见并发症。使用小口径针头、少量等分注射和局部按压等可显著减少瘀伤和肿胀。注射前冰敷可以减轻患者注射时的痛苦,并可通过收缩血管以减少瘀伤。

应告知服用抗凝剂的患者,他们在注射时发生明显瘀伤的概率会更高。应该避免为此类患者群体中不愿意接受瘀伤风险的人注射。据报道,神经毒素可造成头痛、恶心、流感样症状、皮疹、瘙痒和呼吸道感染等并发症。然而,在对照研究中,与安慰剂组相比,这些症状的发生率没有统计学意义[9]。上睑下垂是神经毒素治疗前额的最常见的并发症。由于额肌是提眉的唯一肌肉,如注射过量,尤其是在眉毛上方 2~4cm 处注射,可能会导致眉毛下垂。解剖结构上眉毛较低的

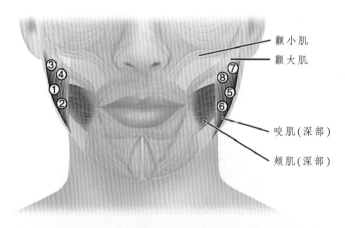

图 6.13   从每侧 2~4 号位置进行咬肌注射,注射宜深入肌肉。咬肌轻度肥大需要较小的剂量和较少的注射位点,而明显的肌肉肥大可能需要较大的剂量,注射位点也更分散。结果可能需要 4~6 周,通常需要连续注射 2~3 次。

患者,不应沿前额治疗,应沿额肌的近端、最上端治疗。

额肌外侧注射不足时,会导致眉部外侧异常抬高,使面部出现愤怒的表情,有时被称为 "Jack Nicholson"(《闪灵》主演)或者 "Dr. Spock"(《星际迷航》系列角色)表情。通过小剂量注射外侧额肌可以纠正这种异常的抬高。在眉间或前额注射可能使神经毒素扩散至上睑提肌,可导致上睑下垂。如果出现这种情况,可使用肾上腺素滴眼液[如2.5%盐酸去氧肾上腺素注射液或 IOPIDINE(对氨基可乐定)]来刺激睫状肌环部的肌肉,从而将上睑提高 2mm 左右。通常,通过矫正减轻上睑下垂需 2~4 周。

在治疗眶周区域时,瘀伤是最常见的并发症。因此,掌握眼周血运分布尤为重要,必须通过仔细检查浅层血管来避免此类并发症。毒素扩散到眼轮匝肌的前部可导致眨眼减少和闭眼不良。白天用滴眼液润滑眼睛,晚上可选用眼药膏进行封闭。毒素扩散或直接注射到下眼睑睑板前或睑板前眼轮匝肌以增加睑裂宽度可导致睑外翻和干燥性角膜结膜炎。下眼睑张力差的患者或那些以前做过眼睑手术的患者,发生眼睑外翻的风险会更高。

为了减少鱼尾纹而注射神经毒素时,毒素扩散到颧大肌上部会导致不对称性微笑[10]。解剖学上,眼轮匝肌位于皮下,而颧大肌位置较深,附着于眶外侧缘。注射后,笑容的扭曲可以持续 4~6 周。前文已经论述了口周注射及其应用,常见并发症包括笑容扭曲、吹口哨或用吸管喝水困难,以及潜在的闭口功能不良等。仔细了解目标肌肉的解剖结构有助于避免这些不必要的后遗症。

在治疗"兔子纹"时,毒素从侧方扩散到提上唇鼻翼肌时会导致唇部轮廓变形、"假"笑或唇部和口周的功能缺陷。

颈阔肌注射扩散到更深层次的颈部肌肉会导致吞咽困难、嗓音改变或误吸等并发症。吞咽困难和声音变化可能会持续 2~4 周。任何已知或疑似发生误吸的患者都应进行吞咽功能评估,并被告知预防误吸的方法,直到肌肉阻断得到逆转。

6.7　美容面部填充物

对面部各种与衰老相关变化的定义非常繁多。从业人员经常错误地交替使用诸如褶皱、皱纹和沟之类的术语。通常,在描述面部"线条"时,术语应反映解剖位置,以及这些"线条"是解剖亚单位之间的"凹陷"(沟),还是"凹陷"(褶皱)上方或下方的凸起。

此外,还须确定线条或沟是否在皮肤(结构)的内部,并分析其病因是因皮肤弹性的整体损失而产生的与皮肤冗余相关的褶皱和沟,还是由于面部脂肪和软组织支持的缺失造成的"紧缩"现象。

皮肤纹理的改善最好用表面重修技术处理,即适量填充面部细纹。冗余的皮肤和软组织下垂最适合选用面部"悬吊"手术治疗,术后根据需要再使用填充剂。面部显著的容量不足可以通过大面积填充来治疗,或者可以采用联合治疗[11]。

以上分析便于医生针对患者选择符合当今审美的最佳治疗方案。如果需要行面部填充,选择适合的产品和准确的注射位置是成功的关键[12]。

填充物通常可分为以下几类。

透明质酸填充剂:

低密度、低黏度、低弹性模量(G 值)

　　Restylane Silk

　　Restylane Refyne

　　Juvéderm Volbella

　　Juvéderm Ultra

　　Belotero

中等密度、中等黏度和中等弹性模量

（G 值）

     Restylane

     Restylane Defyne

     Juvéderm Ultra Plus

     Juvéderm Vollure

高密度、高黏度和高弹性模量（G 值）

     Restylane Lyft

     Juvéderm Voluma

填充剂/胶原蛋白诱导剂：

     羟基磷灰石钙（Radiesse）

     胶原诱导物

     聚左乳酸（Sculptra）

持久性填充物：

     聚甲基丙烯酸甲酯（Artefill）*

     可注射硅酮 *

     聚丙烯酰胺凝胶 *

研究每种产品背后的机制，回顾其他从业者的经验，尤其是个人经验，就能了解每种填充剂的细微差别。例如，各种透明质酸产品具有不同的流动特性，术者可根据产品质地差异选择最适合的针头（Restylane Silk、Belotero、Refyne、Volbella）。在某些手术中，如果需要非常少量的填充剂并且需要更好地控制注射范围，可以选择流动性较低的填充剂。

不同的透明质酸产品往往具有不同程度的亲水性。在需要更精确注射的区域（唇缘、泪沟），应使用亲水性较低的产品（Restylane、Refyne、Volbella、Belotero），而在需要大面积填充的区域（苹果肌、唇体），则可使用亲水性更强的产品（Juvéderm）。

G 值，又称透明质酸弹性模量。G 值越高，产品越有"聚合"力，理论上产品的"提升"效果越好；G 值越低，产品越软，越有可能变平或扩散，产品的"支撑性"越差。例如，

---

*作者没有注射聚甲基丙烯酸甲酯、硅酮或聚丙烯酰胺凝胶的经验，只是在手术中取出过这些注射于其他部位的产品。

像苹果肌需要更多"提升"效果的部位，则需要高 G 值的产品（Voluma、Restylane Lyft）。中 G 值（弹性模量）产品应用最为广泛，因为它们既满足了"提升"需求，同时也满足了"填充"需求。低 G 值（弹性模量）产品（Restylane Silk、Juvéderm Ultra、Belotero）因为容易变形且黏性较低，所以主要起到"填充"效果，几乎没有"提升"效果。当然这是一个常见的分类方法，还需要从业者凭借经验为特定的手术选择最佳材料。

在选择合适的填充剂时，应考虑以下变量。

1.要填充的线条或沟的深度。

• 细纹，如放射状口周纹，最好用低密度、黏度更低的填充剂（Restylane Silk、Refyne、Juvéderm Ultra、Volbella 或 Belotero）处理。如患者对神经毒素无过敏反应，上述填充剂也可用于改善患者的眉间沟。

• 中等深度的沟纹，如较浅的下唇下颌沟或唇周沟，最好用中等密度的透明质酸填充剂（Restylane、Defyne、Juvéderm Ultra Plus、Vollure）处理。

• 更深的沟纹可以用密度最大的填充剂来填充，如 Restylane Lyft 或 Radiesse。

2.注射深度。

• 如果在中度或深层皮肤层或皮下注射，应注意不要使用密度过大的材料或不太适合皮内注射的材料。

• 即使是密度最小的透明质酸填充剂也应小心使用，因为注射位置过于表浅易产生结节。

• 注射过浅，透明质酸填充剂会导致丁达尔效应。这是由悬浮在胶体凝胶中的透明质酸颗粒的光散射造成的。最终展现出一种非常明显的蓝色调，尤其是在皮肤较薄的区域，如泪沟。

• 任何产品都可于皮肤深处（骨膜前）注射，如苹果肌填充。在这里，密度较大的产品提升效果更好。Voluma、Radiesse 和 Restylane Lyft 是最佳的选择。虽然注射平面相对"安全"，结节和丁达尔效应发生率较低，但也应注意瘀伤的发生，并应避免血管内注射。

- 当用于苹果肌填充时，最好选用聚左乳酸(Sculptra)来刺激成纤维细胞产生胶原蛋白[13]。在多个组织层中注射聚左乳酸可以通过刺激胶原蛋白的合成起到"扩张"效果。但应注意，Sculptra 的效果并不是立竿见影的(需要 4~6 周才能看到最终效果)，并可能需要多次治疗。

- 聚甲基丙烯酸甲酯由于其持久性，应于深层注射(深层皮下区域或骨膜前)。虽然最近批准针对痤疮瘢痕可进行更浅表的注射，但是笔者对这种方法几乎没有什么经验。使用聚甲基丙烯酸甲酯时应避免过度注射。因为该物质悬浮在牛胶原蛋白凝胶中，注射前应对患者进行牛胶原蛋白过敏试验检测。

3.治疗区域的皮肤厚度。

- 在皮肤较薄的区域不建议使用密度较高的填充剂。

- 皮层较厚的区域可以使用大多数中等黏性填充剂和一些较致密填充剂。

- Radiesse，由于其高密度、高黏度和不透明性，只适用于中厚皮或全厚皮并应于深部注射。

- 聚左乳酸可以注射到从皮下至骨膜的任意层次，但是，过多的浅层注射会增加结节形成的风险。使用黏稠度较低的产品制剂，在注射时应分段注射，注射后直接按摩该区域，并指导患者一天按摩几次，连续数日，有助于降低结节形成的概率[14]。

- 如前所述，聚甲基丙烯酸甲酯只能用在全厚皮。

4.容量需求。

- 如果治疗的目标是遮盖特定的线条，最好选择透明质酸填充剂。羟基磷灰石钙和聚甲基丙烯酸甲酯也可以考虑。

- 如果治疗的目的是大体积填充，则应使用最致密的透明质酸填充剂(Restylane Lyft、Voluma)或胶原蛋白诱导剂(Collectora、Radiesse)。

6.8 常用注射方法

各种注射方法如图所示(图 6.14)。线性注射法是沿线或沟的轴线放置填充物，是最常用的注射技术。顺行线性注射法是在针头或套管被推进过程中放置填充物。逆行线性注射法是在退针时放置填充物。除了在矫正唇缘时必须使用顺行线性注射法外，笔者更倾向于使用逆行线性注射法。因为逆行技术可避免血管内注射，安全性更高。

单点注射法可在所需深度处放置填充物。这种技术有助于消除凹陷性瘢痕，或者在苹果肌或颞窝处进行深部长效注射。

连续注射法是沿着一条线/褶皱放置非常少量的单点填充物。好处是能够在一条线上的不同点精确放置所需的体积。缺点是可能会出现不连续的"结节"，这些结节是可触摸或可见的。此外，由于注射部位较多，发生瘀斑的风险更高。这类注射法的支持者认为，如果针没有在皮下平面上穿过更长的距离，血管内注射的风险会更小。

扇形和交叉注射法是指进入皮肤以扇形或交叉注射的方式放置填充物。这会导致在需要弥漫性增强的区域中出现"网格状"图案。当使用聚左乳酸时，这种技术尤为适用，因为注射液会在多个平面均匀扩散。

6.9 针与套管

这个话题争议性较强。那些推荐使用套管的人指出，使用套管时软组织损伤、瘀伤和血管内注射的发生率较低，安全性得以提高。而另一方则认为，通过更尖锐的针穿透

线性注射法

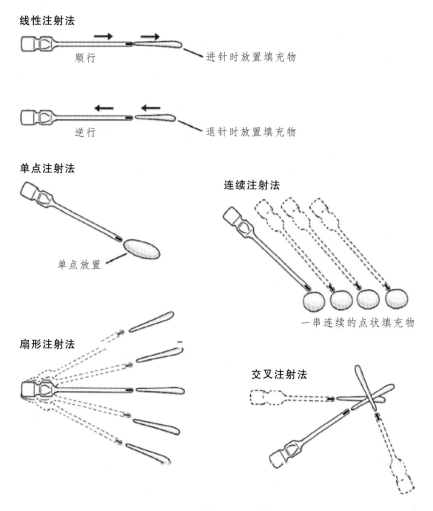

顺行　　　　　　　　　进针时放置填充物

逆行　　　　　　　　　退针时放置填充物

单点注射法

连续注射法

单点放置

一串连续的点状填充物

扇形注射法

交叉注射法

图 6.14　不同的注射方法。

组织,组织损伤更少,瘀伤更少,并且在血管内注射的发生率方面,尖针和钝套管之间没有显著差异。

通过回顾既往病历资料,笔者认为套管治疗组和针治疗组在发生血管内注射损伤的严重程度方面没有差别,使用时可根据术者的习惯和便利性来选择。

使用针注射的一个显著优点是能够将材料注射到任何所需的组织层次中。中度或深层网状真皮、真皮/皮下连接处、深层真皮下、骨膜上,甚至骨膜下平面均可通过尖针注射进入。与之相反,套管往往只能沿着阻力最小的路径深入,从而更加难以精准定

位特定的皮肤或软组织层。钝性器械也往往有更多的组织阻力(正如缝合时使用锥形缝合针与使用切割针相比,可以看出这一点),这可能导致注射时产生更多的软组织损伤。最后,套管的辅助会导致术者存在依赖心理,放松自身对定位的把控力,影响位置的准确定位。

6.10　特定部位的注射方法

6.10.1　细纹

细纹注射的首选产品是 Restylane Silk、

Restylane Refyne、Volbella 和 Belotero。虽然一些从业者建议修复细纹应延线轴进行扇形或交叉注射,但细纹首选还应是逆行线性注射。注意应在深层网状真皮处或其下方注射,避免发生结节和丁达尔效应。

6.10.2　鼻唇沟

首选产品有 Restylane、Restylane Lyft、Restylane Defyne、Juvéderm Ultra Plus、Vollure、Radiesse。首选方案是沿沟的深部由外向内的逆行线性注射法。这里的操作要点是注射时偏向鼻唇沟的中线而非对侧。否则会导致填充物向鼻唇沟的侧面偏移,继而造成鼻唇沟侧面的褶皱加重,从而导致鼻唇沟加深(图 6.15)。

当接近鼻翼沟时,在沟的上部以"V 形"注射填充物可以使鼻唇沟得到显著的改善。在解剖"三角"内的注射应格外小心,以避免注射入面动脉的分支。

6.10.3　唇下颌沟

有关产品和注射技术的建议同前文所述。同样,为了避免使唇下颌沟外侧的组织褶皱变得更重,最好向更内侧注射。在唇下颌沟的上端,上下唇外侧联合处注射,可以产生嘴角抬高和减少外侧唇"木偶纹"的错觉(图 6.16)。

应注意避开面部动脉的分支,特别是下唇分支。这个部位的瘀伤通常是由上唇静脉的浅静脉曲张造成的。

6.10.4　下颌前沟

唇下颌沟的最下方是下颌前沟。在骨膜上平面注射相对致密的材料(Restylane Lyft、Radiesse、Juvéderm Ultra Plus)可有效改善下颌线的扇形外观。如前所述,注射应始终偏向中线,以避免面颊下垂(图 6.17)。

相同的血管系统风险在唇下颌沟注射中已有所述。

6.10.5　唇颏沟

低或中等黏度的透明质酸填充剂是治疗唇颏沟的首选。因真皮在沟的深部更容易黏附,所以注射时疼痛感更强。注射位置过浅会导致蓝色结节。应告知患者此处注射后出现红疹的时间可能较长(图 6.18)。

6.10.6　面中部填充

在大多数情况下,较深的鼻唇沟是因为面中部软组织缺失或再分布导致面中部失

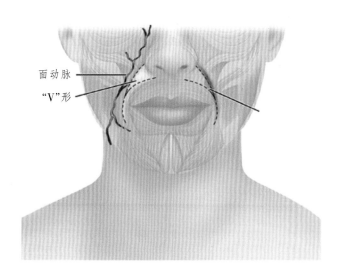

图 6.15　在鼻唇沟中线处注射效果最好。在沟的上部以扇形方式进行"V 形"注射有助于填充鼻唇沟的凹陷。

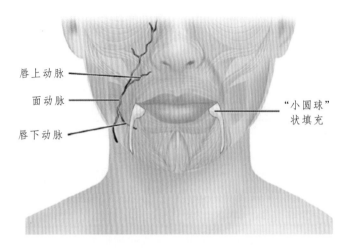

唇上动脉

面动脉

唇下动脉

"小圆球"状填充

图 6.16 　"小圆球"状填充物放置于上下唇侧方连合的正下方将有助于提升嘴角。

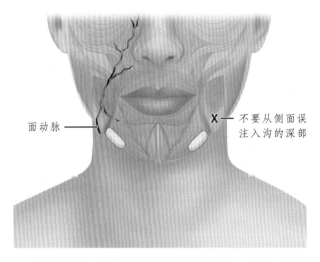

面动脉

X ——不要从侧面误注入沟的深部

图 6.17 　下颌前沟深部注射可消除下颌线的扇形外观,形成更平滑的轮廓。

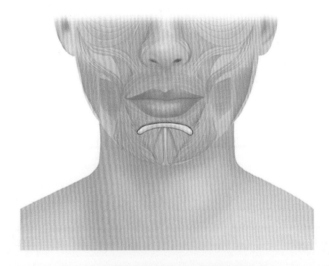

图 6.18 　唇颏沟注射可减少深部沟的出现。

去支撑。因此，针对这类患者，容量替代是最好的选择。在过去，这一直通过面部填充来实现。脂肪填充不论在过去还是将来都将是取代或填充面中部的一种流行技术。

目前，已经开发出数款优秀的产品以填充面中部。Voluma、Restylane Lyft 和 Radiesse 都能有效改善面中部轮廓。通常在深层骨膜上平面以点状方式进行注射。此处的注射应低于眶隔与下眶缘连接处。可沿着眶下缘放置手指引导注射，从而远离下眼睑(图 6.19a)。

注射前，在患者身上标记出所需的填充区域。"非手术"治疗面颊凹陷对大多数患者来说很有吸引力。如果任何深层或表层血管受到侵犯，都可能发生瘀伤。优选将针或套管垂直向下放置到骨膜上平面，而不是斜向进针并经过更长的距离到达注射部位。用针或套管穿过更少的组织可减轻瘀伤。

聚左乳酸(Sculptra)是另一种较为推荐的面中部填充剂(图 6.19b)。与透明质酸或

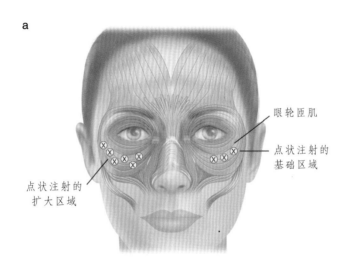

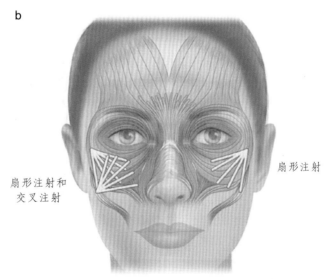

图 6.19　(a)在确定面部凹陷区域后，以点状方式对苹果肌进行注射，可有效改善鼻唇沟的外观，并使面部恢复"V形"。(b)Sulptra 应被大面积地注射到面颊的不同组织深度，以刺激胶原蛋白的产生，使面颊更加饱满。

羟基磷灰石钙填充剂立竿见影的效果不同，Sculptra 需要诱导胶原蛋白，所以可能需要 4~6 周的时间才能看到效果[14]。一般来说，对于一些有明显容量不足需要额外治疗的患者，可能需要 2~3 个疗程。

Sculptra 的注意事项包括：

• 在使用前，至少间隔 48 小时进行产品调配。

• 使用前稀释产品（5mL 无菌水用于初始置换，注射前加入 3~5mL 无菌水和 0.5~1mL 的 1%利多卡因及肾上腺素），以避免针头堵塞并使产品分布得更加均匀。

• 注射时，将稀释的溶液放在温水浴中。

• 使用 3mL 螺口注射器。

• 使用 25 号针头，应注意更换针头以避免堵塞。

• 在几个平面内注射材料，以实现对纤维组织和胶原蛋白产生的扩散刺激。

• 按摩注射部位，使产品分布更加均匀。可利用利多卡因的麻醉作用，在注射后立即进行。

• 让患者自己每天按摩 5 次，持续 5 天，以最大限度地降低结节的发生风险。

6.10.7 颞部凹陷

致密透明质酸填充剂（Restylane Lyft、Juvéderm Ulra Plus）和聚左乳酸可用于颞部填充。对于透明质酸来说，为了分散分配材料，一些从业者提倡在注射前稀释产品。无论是哪种类型的产品，都应该注射在骨膜的正上方。透明质酸注射应采用单点注射方式，Sculptra 注射则应采用扩散注射方式。

这两种产品注射后，都应进行辅助按摩来预防术后结节。通常需要大量的透明质酸，或 2~3 次 Sculptra 注射。因此，术前应与患者充分沟通，除非患者因颞部凹陷导致面部比例明显不协调，否则可不予治疗。

6.10.8 唇部

唇部注射可能是面部填充剂应用中效果最好的手术之一。过度或不对称的注射，忽视上、下唇的正常比例或对唇部解剖的了解不足，都会导致唇部明显的不自然。

应分析唇部在清晰度、垂直高度、体积或这些方面的综合缺陷。最常见的情况是，红唇皮肤交界通常随着年龄的增长会慢慢消失，唇部皮肤变长，唇部下卷模糊了唇部和皮肤的连接处，使唇部高度看起来更短，唇部体积减小。

这种表皮交界区的修复重新明确了唇部的轮廓，并产生了增加高度和体积的错觉，而不影响唇部的凸起。通常注射从侧面开始，向唇弓的同侧顶点进行。避免向唇弓的深部注射，这样会使唇部更加自然。

唇内填充后，可能会使上唇与人中距离变长。为了使唇部和人中峰之间看起来更协调，并增加人中的深度，可注入少量填充剂以增强人中峰，并通过增加唇红缘（白线）边缘来改善人中峰的连续性（图 6.20a）。

如果采用了上述方法，仍然存在容量不足的问题，可以将少量填充剂直接注射到容量不足的唇部。应注意不要让嘴唇过于饱满，也不要产生连续的"香肠样"肿胀。

在提升唇部的时候，应该尊重 1:1.6 的黄金比例。下唇应为上唇尺寸或垂直高度的 1.6 倍（图 6.20b）。切勿上下嘴唇大小相等，或者上唇比下唇还大。

最后，在检查唇部和讨论治疗方案时，应考虑牙齿咬合关系。Ⅱ类咬合畸形患者，或者通常说的"天包地"，可能不适合上唇扩大术，这可能会看起来更不协调。

6.10.9 泪沟

异常深的泪沟会导致下眼睑阴影。通常眼袋脂肪增多造成的假性突出加重了这种

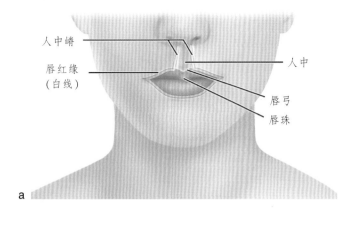

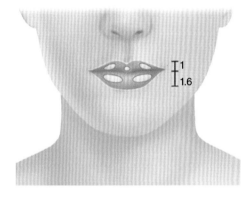

图 6.20 (a)沿唇红缘注射将有助于恢复解剖意义上的年轻"唇部"。为保持唇部的自然轮廓,应避免注射唇弓的凹面,以防止出现"圆形"或"线性"的唇部外观。沿人中嵴注入少量填充物可保持唇缘的连续性,并加深人中。(b)上唇和下唇应符合 1:1.6 的黄金比例。

情况,可通过下眼睑成形术加以改善。在没有明显眼袋突出的情况下,或者对于那些不考虑手术治疗的患者,可将透明质酸填充剂注射到泪沟深部以减轻阴影[15]。

应使用低密度、亲水性最低的透明质酸填充剂。Restylane、Restylane Silk 和 Belotero 都是在泪沟中使用的主要产品。

应在骨膜正上方的皮肤深处注射(图 6.21),以尽量减少丁达尔效应或产品在极薄皮肤区域的可见性。尽管如此,注射后出现细微的蓝色色调并不罕见。Belotero 相比其他填充剂略有优势,由于其透明质酸颗粒大小的均匀性,造成丁达尔效应的可能性较低。

即使存在注射不足也切勿过度填充,一是因为所有材料都具有一定程度的亲水性;

二是从审美角度来看过度饱满的泪沟相比凹陷更不自然。

由于此区域血管丰富,因此瘀伤较为常见。

6.11 面部填充物的并发症

6.11.1 瘀伤

瘀伤在注射中相当常见。由于真皮和皮下组织具有丰富的血管丛,并且许多类型填充物的注射平面是深层真皮或真皮/皮下组织连接处,因此瘀伤是不可避免的,应告知患者可能会出现瘀伤,术前应预留 2~3 天恢复期。

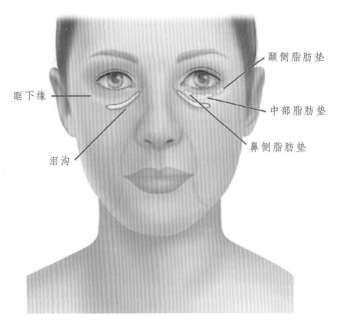

颞侧脂肪垫

眶下缘

中部脂肪垫

鼻侧脂肪垫

泪沟

图 6.21　泪沟注射应深达眶下缘的骨膜上方。建议使用小剂量亲水性最低的产品,以避免过度填充或出现丁达尔效应。

由于眼周血管丛丰富且皮层较薄,眼睛附近的瘀伤可能特别严重(图 6.22)。

6.11.2 结节

结节会出现在注射时,也可能会出现在术后肿胀期。如果在注射时出现,可轻轻按

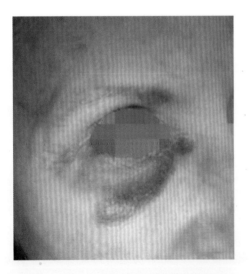

图 6.22　在泪沟内注射造成眼部瘀青并不少见。

摩以使填充剂扩散。建议患者在注射后 3~4 天内注意观察注射区域。如果看到任何小肿块或结节,在注射后的 10 天内轻柔按摩都可以使其变平。应告知患者,如果结节是“可触知的”,但不是“可见的”,则应将其单独处理,以免产品的注射位置偏移或溶解。

如果任何可见的结节持续存在,在注射后 2 周内,可以使用小针穿刺(25~20 号针)将填充物抽出。如操作失误或结节在 2 周之后出现,可以注射透明质酸酶来溶解材料。根据需要溶解的体积量,最初可以使用 5~10U(Hylenex 按每毫升 15U 供应,Vitrase 按每毫升 20U 供应)。最好用透明质酸酶进行充分处理,并根据需要停止注射,避免填充剂溶解过多和丧失所需的面部校正。

由于透明质酸酶是蜂毒的一种成分,应告知蜂蜇过敏的患者,他们可能在注射透明质酸酶后出现明显的红斑反应。任何有严重蜂蜇过敏的患者都应该在使用透明质酸酶之前进行过敏测试。

6.11.3 过度矫正

过度矫正可用透明质酸酶治疗,方法与治疗孤立结节相同。在这里,可以扩散注射稀释后的透明质酸酶溶液。最初注射 10~30U。用盐水以 1:1 至 1:3 的比例稀释,以适用于更大的注射区域。

6.11.4 丁达尔效应

如前所述,将透明质酸产品放置得太浅、体积太大或在皮肤的特定区域,会因悬浮在产品中的透明质酸颗粒的光散射而导致丁达尔效应。治疗可用透明质酸酶溶解产品。

6.11.5 羟基磷灰石钙

结节或 Radiesse 矫正过度更难以治疗。早期处理方法是按摩受影响的区域,以使填充物破碎并刺激周围产生吞噬作用。向填充物中注入盐水可能有助于分解大量填充物。

对于保守治疗无效的结节或肿块,可能需要手术切除(图 6.23)。

6.11.6 Sculptra

使用 Sculptra 造成结节和过度矫正的问题较为常见。在 Sculptra 的早期应用中,结节的发生率并不低,许多从业者基于此不太考虑使用该产品。随着稀释和注射技术的改进,以及注射后按摩等方法的采用,结节的风险已可忽略不计。

本章前面已经讨论了稀释和注射时的注意事项。在面部软组织的多个平面上放置少量填充物是避免并发症的关键。注射平面不能太过表浅,注射后的按摩(首先由术者进行,在注射后嘱咐患者持续按摩数天)同样至关重要。

避免注射到肌肉活动显著的区域(如口周),也会降低结节的发生风险,因为肌肉运动会导致材料产生"堆积"效应。

如果出现结节,可以尝试进行按摩和(或)结节内注射盐水或曲安奈德(Kenalog-10)。对于难治性病例,可能需要手术切除。

6.11.7 肉芽肿形成

任何注射材料都可能引发肉芽肿,通常在治疗后数周至数月内发生。在更严重的情况下,可在病灶内应用 Kenalog-10 注射液,并口服类固醇激素。很少需要手术切除(图 6.24)。

6.11.8 血管损伤

在美容面部填充治疗的并发症中,最严重的是血管损伤。病因多被认为与填充物引起的血管外压迫有关,或者与填充物的血管内注射有关。这可能导致血管供给区域的暂时性缺血,甚至导致严重缺血伴组织坏死。

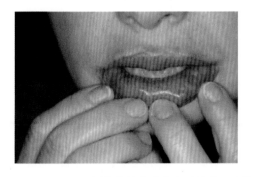

图 6.23　Radiesse 唇部注射造成的皮下结节。这类结节需沿龈唇沟切除相应的黏膜和肌肉来消除。

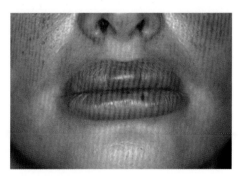

图 6.24　因聚丙烯酰胺凝胶形成的迟发性肉芽肿,需手术切除。

如果发生在眼动脉周围,视网膜动脉的末端血管受累会导致失明。由于颈外动脉(滑车上动脉、眶上动脉、角状动脉、鼻背动脉)和颈内动脉(眶内血管)之间有吻合,任何面部血管内注射都可能会导致视网膜动脉闭塞和失明。当然,失明的概率非常低。由于血管受损并不罕见,任何参与面部填充的患者都应随时注意术后症状和体征,做好及时治疗的准备。

注射过程中的任何视觉异常、任何在几秒钟内未消退的明显皮肤变白、注射部位附近或远端血管分布中的任何皮肤色斑都应被视为血管损伤事件。应立即停止注射,并启动紧急方案(图 6.25)。

血管损伤治疗方案:

1.停止注射。

2.进行热敷。

3.按摩。

4.嘱患者服用阿司匹林 325mg。每天继续服用阿司匹林 650mg,直到血管损伤消失。

5.注射透明质酸酶。

 • 至少 150U。

 • 用纯利多卡因稀释透明质酸酶 4:1(无 Epi)。

 • 如果需要更多的注射量,则进一步用盐水稀释。

 • 在局部缺血的部位中扩散注射,不一定是在填充剂的注射部位。

 • 一个小时后重新注射。

 • 如果打算注射透明质酸填充剂,则始终应备有 6 瓶或更多的透明质酸酶。

6.观察患者在应用透明质酸酶后,缺血有无改善。

7.患者在没有服用硝酸盐等药物的情况下,可服用万艾可(50mg 西地那非)。之后每天继续服用 50mg,直到问题得到解决。

8.如果过程是渐进的,对上述治疗没有反应,应考虑高压氧治疗。谨慎的做法是,在事件发生之前,了解所在区域可以提供高压氧治疗的医疗单位和如何开具高压氧治疗的诊疗申请。

硝普钠的使用存在争议。一些人认为其血管舒张作用可有效缓解缺血症状,而另一些人认为血管舒张可能导致填充物向更远端的血管扩散,难以将填充物在闭塞的邻近部位溶解。

任何皮肤破损都应按照 II 度或 III 度烧伤的标准进行皮肤护理。全层坏死应根据需要进行清创。完全治愈后,可采用"V 形"光束激光或强脉冲光来解决任何持续的皮疹或色素沉着。如果瘢痕较深,可能需要切除瘢痕并进行重建。

(林志骁 林斌 译)

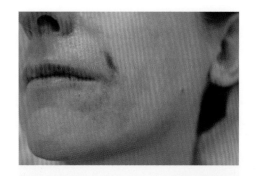

图 6.25 在患者的近端鼻唇沟注射,注射后出现与血管损伤一致的血管斑块。在注射时应注意角动脉分支,包括唇上动脉和唇下动脉分支。

参考文献

1 Fagien, S. (1999). Botox for the treatment of dynamic and hyperkinetic facial lines and furrows: adjunctive use in facial aesthetic surgery. *Plast. Reconstr. Surg.* 103: 701–708.

2 Ahn, M.S., Catten, M., and Maas, C.S. (2000). Temporal brow lift using botulinum toxin A. *Plast. Reconstr. Surg.* 105: 1129–1135.

3 Alam, M., Dover, J.S., Klein, A.W. et al. (2002). Botulinum A exotoxin for hyperfunctional facial lines: where not to

inject. *Arch. Dermatol.* 138: 1180–1185.

4　Brandt, F.S. and Boker, A. (2003). Botulinum toxin for rejuvenation of the neck. *Clin. Dermatol.* 21: 513–520.

5　Carruthers, J.A., Lowe, N.J., Menter, M.A. et al. (2002). A multicenter, double-blind, randomized, placebo-controlled study of efficacy and safety of botulinum toxin type A in the treatment of glabellar lines. *J. Am. Acad. Dermatol.* 46: 840–849.

6　Donath, A.S., Glasgold, R.A., Meier, J. et al. (2010). Quantitative evaluation of volume augmentation in the tear trough with a hyaluronic acid based filler: a three dimensional analysis. *Plast. Reconstr. Surg.* 125: 1515–1522.

7　Jones, D. and Vleggaar, D. (2007). Technique for injecting poly-L-lactic acid. *J. Drugs Dermatol.* 6: S13–S17.

8　Klein, A. (2003). Botulinum toxin complications. *Dermatol. Surg.* 29: 549–556.

9　Larrabee, W.F. and Makielski, K.H. (1993). *Surgical Anatomy of the Face*, 49–59. New York: Raven Press.

10　Matarasso, S.L. and Matarasso, A. (2001). Treatment guidelines for botulinum toxin type A for the periocular region and a report on partial upper lip ptosis following injections to the lateral canthal rhytids. *Plast. Reconstr. Surg.* 108: 208–214.

11　Park, J., Hoagland, T., and Park, M. (2003). Anatomy of the corrugator supercilii muscle. *Arch. Facial Plast. Surg.* 5: 412–415.

12　Rohrich, R. and Pessa, J. (2007). The fat components of the face: anatomy and clinical implications for cosmetic surgery. *Plast. Reconstr. Surg.* 119: 2219–2227.

13　Vleggaar, D. and Bauer, U. (2004). Facial enhancement and the European experience with Sculptra. *J. Drugs Dermatol.* 3: 542–547.

14　Wise, J.B. and Greco, T. (2006). Injectable treatments for the aging face. *Facial Plast. Surg.* 22: 140–146.

15　Wu, W.T. (2010). Botox facial slimming/facial sculpting: the role of botulinum toxin-A in the treatment of hypertrophic massetereic muscle and parotid enlargement to narrow the lower facial width. *Facial Plast. Surg. Clin. North Am.* 18: 133–140.

第 **7** 章

医美实践操作

Jay R. Levine

入行后的成长可以通过多种方式实现，但有一点是肯定的：成功的执业者从始至终都会在营销方面分配出自己的时间和资源。他们密切关注自己在社区和网络中的形象，并积极保护自己的声誉。

营销实践有多种形式。虽然明信片、邮件和平面广告等传统途径仍然很重要，但是在现代营销中，互联网的存在不应被忽视，因为互联网提供了一个与该地区潜在患者建立联系的绝佳机会。

7.1 网络营销：它能为你带来什么？

人们在寻求医美服务时不会再查看电话黄页之类的传统资料了，大家更有可能"上网"查询并评估当地甚至全国的专业人士。在谷歌上搜索一下，很快就能找到当地医美机构的列表和网站链接——那么，您的个人链接目前能如此便捷地呈现在网友们面前吗？

在美国 Bright Local 的本地年度消费者评论调查显示，就机构的声誉对网民的参考价值而言，医疗服务行业仅次于餐饮业[1]。

7.2 网页推广：制订策略

在开始任何营销之前，最好对你的心理

预期有一个清晰的认识。你所预期的结果是什么？是想吸引本市的求美者，还是想把业务扩展到邻近省市？或者是您已经有了足够多的客户，只是想与现有的顾客保持联系、进行宣教和推广业务？

一旦你制订了这些目标，你就可以开始你的营销了。开始之前，先决定你的营销预算。如果你不确定营销预算应该是多少，可以考虑在更成熟的阶段将 3%~5% 的总体预算用于营销，而对于刚刚起步的人来说，7% 就比较合适。

在确定营销预算和咨询相关方面的专家之前，要先认识到，即使是当今最基本的营销计划也应该包含以下这些内容：

- 纸质材料和网络页面中用于标识品牌的标志。
- 介绍医生（包括联系方式）和服务的宣传网站。
- 针对本地客户的线上和线下营销活动。
- 线上各大平台的广告位。
- 网友评论的收集。
- 公司社交媒体的主页。

7.3 网站设计公司

在选择设计公司时，请记住，便宜有时

意味着缺乏经验。相比之下，一家长期涉足医美行业的、经验丰富的广告公司，比自由职业的网页设计师，或者不太了解医美行情的设计公司要可靠得多。经验丰富的广告公司也有助于避免品牌设计错误(比如与知名品牌"撞牌")，这类错误往往会导致你在资金和公共关系上付出昂贵的代价。

7.4　建立品牌

品牌不仅仅是一个标志，也是别人对你的一个整体感觉，以及他们走进门店时希望获得的服务体验。它也是你与整个行业生态之间的关系，包括同行们、现有的顾客以及潜在的顾客。有效的营销策略可以通过多种渠道(包括书面宣传册、楼宇广告和社交媒体)加速品牌形象的塑造，并且做到各种宣传形式包含的内容之间、宣传与真实的服务之间严格的一致，以进一步提高知名度。

建立品牌的第一步是制作精美的品牌标志。它应该传达你的从业价值观，并让顾客在遇到你之前就对你的技术和服务特色有所了解。要寻找一位了解你专业定位的著名平面设计师或代理商来规划你的营销策略中最重要的"视觉形象"，让它变得醒目且利于传播。

7.5　印花营销

借助印花营销可以让你的品牌大放异彩。在文具、杯子、教育材料和广告牌上印刷品牌标志有助于巩固品牌。此外，明信片、优惠券和新闻等仍然是宣传的好方法。

7.6　网站设计:选择设计师

在选择网站设计公司时，要确保他们对医美行业网站设计有足够的经验。找到该设计师的网站，用其中展示的范例进行测试，并查看在搜索引擎上的排名是否良好。该公司

是否能在满足我们搜索排名需求的同时提供足够的、满足患者需求的信息?一个合格的网站设计公司应该能够满足以下这些要求:

- 深入、新颖地使用技术，包括搜索引擎算法、移动设备的访问方式和网站的美化等，这些应该定期地更新到网站上以使用户获得最佳体验。
- 内容管理。你可以登录网站，根据需要编辑内容。
- 其他服务。例如，电子邮件、患者注册和治疗计划等。
- 提供丰富的专业内容和顾客想了解的行业知识。
- 采用精致、引人入胜的设计以吸引潜在顾客。
- 提供顾客群体和网站访问的数据。
- 安心。营销这部分交给一家经验丰富、实力雄厚的公司可以减轻你的心理负担。

7.6.1　选择网站设计公司时需要考虑的其他事项

你想要投入多少?你是放手让公司去做，还是要从选择基本设计元素开始就参与每个步骤?

价格:虽然想省钱，但对于大多数人来说，创建一个有响应力且在搜索中排名靠前的网站并不是一项能"自己动手(DIY)"的工作。这需要行业知识、经验、合适的方法和充裕的时间。这些时间花在接诊更多的患者或与家人在一起不好吗?通常，价格低廉的交易会交付质量低下的网站，由于设计不佳，该网站在谷歌上的排名通常靠后。

网站内容:要重视网站内容，一些解释服务和方法的词汇可以表达出你的与众不同。如果没有内容，潜在顾客(或搜索引擎)会绕过你的网站并在其他地方寻找信息。关于网站内容有几种选择，完全定制的内容(价格最高)或库存内容(价格较低)，可根据

自己的情况进行选择。第三种选择是完全没有任何内容的网站。注意不要从网站上的其他地方获取内容，因为这可能会侵犯版权。

在比较设计网站的价格时，请确保将内容成本考虑在内。一个用户友好和检索靠前的网站应包括：

- 条理清晰的主页。
- 医生和职员简历。
- 提供的服务。
- 联系和注册信息。

请记住，缺乏内容和关键字会导致无法检索，甚至可能导致罚款。

无论选择哪种网站内容，都要确保在启用网站之前彻底通读，以确保它准确地表达了你的意思。

作品集：仔细查看设计师的作品集。观看所设计的网站在电脑桌面上和移动设备上的视觉效果。在搜索引擎上快速搜索提供的关键服务和所在位置，以查看其排名。

技术性：搜索引擎更倾向于简洁的网站，方便用户导航和获得网站所提供的服务信息。一位出色的网站设计师可以兼顾患者的需求和搜索引擎的偏好。

一些最基本的设计要求是：

- 适应不同尺寸的屏幕。
- 手机使用的电话号码链接。
- 社交平台的联系方式。
- 博客功能。
- 内容要有意义——避免"关键词堆砌"。
- 带有身份认证的社交媒体。
- 安全性。

专家委员会：网站设计和其他市场建议的一个重要来源是你所属地区的专家委员会。他们推荐的设计风格和营销策略也很有参考价值。

7.6.2 设计你的网站

一旦你选择了你的网站设计师，就可以开始创建了。以下是一些经过实践检验的概念，用于创建一个面向患者、面向平台和面向自己的网站。

7.6.2.1 与用户建立联系

用一个干净、简洁的设计吸引用户，体现品牌文化。网站设计也应该考虑到所在区域的人口统计特征。

网站设计尽量包含以下内容。

- 社交媒体链接：建议在社交媒体上进行互动。在主页顶部和网页页面上放置带有社交媒体链接的图标。
- 本地元素：结合当地地标和人口特征，设计与所在城市相匹配的风格，让潜在的患者感到亲切。
- 促销：如果有特别的优惠，比如新患者特价、免费咨询等，把这些放到网站的显著位置，吸引更多的患者。
- 联系便捷：电话链接和"欢迎致电"应该出现在每个页面的前面，这样求美者就可以轻松点击并通过手机进行咨询。

7.6.2.2 第三方视角

术者的需求可能与患者的需求不同。例如，一张你觉得很棒的手术照片，可能会让患者感到害怕。所以扪心自问："如果我是一个患者，我希望在这个网站上看到（或不看到）什么内容？"大多数患者不想看到任何可怕的东西。通常不建议使用血液和针头，也不建议使用任何手术画面和复杂的统计表。手术前后对比的照片会引起患者的兴趣，他们会希望自己的手术也有类似的效果。办公室日常活动、行业动态和慈善信息也都可以作为网站的内容。

7.6.2.3 精确性

网站上的内容应该准确地反映提供的服务、使用的品牌，以及优惠政策。那些只是为了吸引患者注意力而不在医疗实践中真正使用的保健品(或品牌),只会引起患者的反感。应专注于如何让用户转化。

7.6.2.4 医生简介

在健康服务提供者的网站上,浏览次数第二多的网页(仅次于主页)是医生简介吗。医生简介是非常重要的内容,它让人一眼就能了解到医生的专业水准和特点。简单地分享医生的学术背景、专业经验和一些生活细节,比如最喜欢的球队和爱好等。

7.6.2.5 可及性

通过使用分类和菜单标题,确保患者能方便地查找他们可能想要获得的所有信息。这样患者就可以很容易地找到就诊流程、优惠政策和医生信息。如此设计的好处是,它使搜索引擎更容易为你的网站建立索引。

7.6.2.6 附加功能

只需支付少量费用(或免费),就可以将这些附加功能整合到网站中,给工作和前来咨询的患者同时带来巨大便利:

- 患者登记表。
- 联系方式。
- 医生排班表。
- 具有在线签名功能的知情同意书。
- 信用卡和其他在线支付选项。
- 交互式地图。
- 与医生的合作。
- 其他客户评价。

7.6.3 优化搜索引擎

“SEO”代表搜索引擎优化,即网站管理员努力提高网站在搜索结果中的排名的过程。影响 SEO 的因素很多。有些对技术要求非常高的算法,通常需要网站开发人员来执行。

7.6.3.1 优化搜索引擎的 5 个基本步骤

1.通过谷歌地图添加位置信息。如果没有查询到地址,可以为自己创建一个位置信息,并使用谷歌“我的业务”来优化。仔细检查地址和电话号码的准确性,并添加你的网址(URL)、工作时间和简短的个人简历来供其他用户查看。

2.检查其他目录,如必应(Bing Places)、国家提供商标识符(NPI)数据库、Facebook、超级页面、城市搜索(CitySearch)和黄页(NAP)(姓名、地址和电话号码)。所有目录的列表信息需要保持一致。

3.鼓励患者进行正面评价。让治疗满意的患者在主要的评论网站上给你留下好评,比如谷歌、Yelp、RateMDs 和 Healthgrades。

4.定期更新内容(见下文“博客”)。定期维护网站,通过在实践中添加程序和品牌来更新你的网站,或者将博客用作分享关于新程序、优惠或实践新闻的信息。

5.用谷歌分析关注网站发展。由于个性化的搜索结果,用谷歌搜索你想要的结果,搜索排名并不是唯一评价标准。更好的方法是使用谷歌分析,这是一个免费的程序,可以提供关于网站的搜索信息。

谷歌分析–基本监控功能如下。

- 跳出率:“跳出率”是指有人访问网站,然后马上离开。它可能表示用户很快找到了他们要找的东西,如电话号码,或者用户找不到他们要找的东西,很快离开了。超过 60% 的跳出率可能表示网站需要新颖的设计或更充实的内容。

- 流量:搜索引擎需要几个月的时间来索引和登记你的网站,你应该能看到流量随着时间的推移而缓慢增长。

- 患者位置:有时网站访问的患者可能来自你所在地区以外,甚至其他省市或国家。因为地域限制,所以外地流量意义甚微,表明需要改变营销策略。

- 浏览时间：表明网站的吸引力。用户应该在网站上停留至少两分钟，否则可能说明网站没有满足他们的需求。

7.6.3.2 博客

博客是一种与患者和合作伙伴联系的方式。定期更新博客，可以通过为网站提供新鲜、相关的内容来帮助优化搜索引擎上的排名，还可以整合到社交媒体上，以增加影响力，并引发关于实践或主题的交流。博客的内容可以是多元的，只要不是过度图形化或令人恐惧的内容，并且不违反 HIPAA 规则。

7.6.3.3 咨询 SEO 专家

SEO 专业人士是指谷歌分析的专家，可以在搜索排名过于靠后之前快速解决排名问题。由于 SEO 的一些技术性问题，通常建议咨询专业人士。以下是一些明确表示需要专业帮助的情况：

(1)修改设计。
(2)竞争排名位置。
(3)不同搜索引擎排名位置差异过大。
(4)更改网站域。
(5)更改网站名称。
(6)更改联系方式。

7.6.4 网络广告：谷歌 AdWords 平台上的关键词点击付费广告

按点击次数计算的付费广告(PPC)会被置顶在搜索结果页面，只有在用户点击广告时才会收取对应的广告费用。谷歌的广告平台叫作谷歌 AdWords。对于那些在竞争激烈的市场中刚刚起步的医生来说，使用 PPC 是一个不错的选择，因为对于刚进入医美领域的新人来说，正常情况下可能需要几个月甚至几年的时间才能取得不错的认知度。下面是一些在使用 AdWords 平台时好的建议。

- 行业新人：如果你在医美领域刚刚入门，认知度很低，AdWords 能够帮助你快速在该行业领域打开局面。
- 竞争性市场：如果在相同的搜索词下有 10 家或更多的机构与你竞争，你可以考虑使用点击付费广告抢占先机。
- 特价：提供特价商品或优惠券是一个很好的宣传方式。
- 特定的诊疗环节：针对特定的诊疗环节，特别是在该领域不广泛普及的环节使用付费广告进行宣传，是付费广告的一个很好的用途。
- 地理定位：如果你想扩大在周边地区的影响力，AdWords 可以帮助你进军周边的市场。

7.6.4.1 管理你的 AdWords 平台

虽然通常情况下一个人就可以管理基本的广告活动，但聘请一个专业人员管理广告平台能够最大限度地发挥广告活动的优势，专业人员可以：

- 跟踪记录投资回报率(ROI)。
- 记录来电。
- 对来电客户进行选择测试。
- 更积极宣传。
- 在领域内与其他公司竞争。
- 群发营销电子邮件以发展潜在用户。

7.6.5 社交媒体：起步阶段

与生活中的许多事情一样，在社交媒体上投入得越多，从中得到的各种回报也会越多。

7.6.5.1 社会化营销的三个"E"

- 教育性(Educational)：客户喜欢那些教他们健康生活或如何过上更好生活的文案。发布一些宣教性的文案能够吸引所有年龄段人群的注意力。

- 互动性(Engaging)：在社交媒体上,人们之间的交流和沟通会更加频繁。通过展示办公室的图片或者向观众提问来开启与客户间的沟通。

- 趣味性(Entertaining)：每个人都喜欢有趣的笑话或者可爱的宠物。与客户说说自己最喜欢的行业笑话,或者在办公室贴一张你的小狗的照片。

7.6.5.2 如何获得粉丝

社交媒体的作用是与客户互动,并获得一些新的客户。因此,即使不打算经常使用社交媒体,为诊疗机构创建社交媒体页面也是很重要的一项工作。想要充分发挥口碑营销的优势,前提是已经打下了牢靠的粉丝基础。

以下是一些行之有效的增加社交媒体粉丝量的方法：

- 让朋友、家人和工作人员关注创建的社交账号。当他们分享网站时,他们的朋友也会看到——这利用了社交媒体的传播性。

- 抽奖——客户可以通过在 Facebook 页面上点击"喜欢"并通知你来参与抽奖活动(在进行活动时,请确保遵守相关规定)。

- 进行慈善活动是一种很好的方式来帮助发展事业,它能带来很强的参与感。慈善活动之所以能快速"传播",也是因为它们的慈善性质决定。可以在你的 Facebook 页面上发布一个通知,称在某个时间段里对你的账号每有一个新的"喜欢",你将向某个特定的慈善机构或组织捐赠 1 美元。

- 在网站和电子邮件签名中留下社交媒体页面的链接,鼓励同事在线与你联系。

7.6.5.3 Facebook

2016 年,已有 47% 的消费者通过 Facebook 推荐他们喜爱的本地企业[2]。Facebook 是当今非常受欢迎的在线社交网络平台,将它作为社交媒体营销之旅的起点是十分明智的选择。对于工作繁忙的医生来说,一周更新 1~3 次社交媒体是一个不错的目标。即使不经常发布信息,也应该创建一个免费的 Facebook 商业页面,页面内要有自己的和诊疗机构的基本信息。

Facebook 页面必备的元素：

- 封面图片。
- 头像(这是使用品牌标志的好地方)。
- 诊疗机构名称。
- 诊疗机构地址。
- 电话号码。
- 网站网址。
- 工作时间。
- 服务宗旨。

7.6.5.4 Instagram

Instagram 是一款运行在移动端的社交应用,允许用户拍照或录制视频,并可与其他用户共享,甚至可分享到 Facebook 等其他社交平台。图片远比文字更有说服力,Instagram 的设计初衷就是搭建一个关注于用户视觉感受的社交平台。在照片或行业新闻前后贴上相关领域的 # 标签,可方便相关受众群体搜索到帖子,以便于推广。

7.6.5.5 Twitter

Twitter 每月用户超过 3 亿[3],仍然是社交应用中的巨头。它允许用户发送不超过 140 个字符的推文并可使用 # 标签功能。Twitter 更适合发布一些特别活动及最新的公告。

7.6.5.6 YouTube

视频是互联网上非常流行的媒体形式。用手机可便捷地拍摄患者感受、办公环境及医生简介。创建一个 YouTube 账户并将视频上传到账户中。然后可在网站上嵌入相关代码,并在 Facebook 上分享链接,以进一步推广。

7.6.5.7 Pinterest

Pinterest 的用户界面更像一个电子公告栏,用户可以在这里收集他们感兴趣的图片、诀窍和想法。在 Pinterest 中可以分享个人操作技巧和成功案例。一定要关注其他 Pinterest 用户,以便保持沟通。

7.6.5.8 LinkedIn

LinkedIn 是一个专业的社交网站,其更关注于与同事之间的业务联系,在平台中可以列出你的资质和业务清单。它还可以用来招聘员工及与供应商联系。

7.7 网络推广注意事项

在社交媒体网站上发帖时,请务必避免以下内容。

- 侵犯版权:注意不要在未经他人允许的情况下发布他人的内容。分享相关内容的链接是可以的,但是在没得到原创作者许可的情况下,不得粘贴原文。
- 违反 HIPAA 法案:未经患者书面同意,切勿张贴图片、姓名、临床资料或与患者有关的其他细节。
- 图片内容:避免张贴含有血迹、严重瘀伤或针头的图片,因为这些图片可能会令潜在人群感到不适。
- 业余的图片:张贴办公室聚会和庆祝活动的照片是很好的,但应确保以专业的角度进行展示。

7.8 互联网营销:如何衡量推广进度

在使用前面列出的方法进行数月的

积极网络营销之后,可以评估营销进展。Google Analytics 会显示有多少人访问了网站,以及他们来自哪里。Facebook insights 可以展示关于你的 Facebook 粉丝的统计数据。但怎么知道互联网营销是否真的在将用户转化为患者,答案很简单:问他们。在患者登记表上、在预约的邮件中,可以随时随地开始收集数据,了解哪些渠道在影响患者的选择。在设计患者登记表时,不要采用过于正式的问法,例如"你怎么找到我们的?",换一个思路,让问题变得更开放一些,例如"在选择医疗机构时,你是否访问过这些来源?(勾选所有适用的选项。)",并鼓励患者经过深思熟虑后再回答。这可以让你更好地了解网站和社交媒体页面是否正在影响患者的选择。当你比较在意这个调查结果的时候,可以考虑雇佣一家熟知相关领域及所在地市场的营销公司。

7.9 营销就是传播

不论是通过纸媒还是网络媒体的形式,应将品牌放在多个平台上去推广,这样事业就会迈入正轨,一种良性的医疗服务应该是更好地为所在社区的患者服务,参与社区活动,并随着时间的推移而逐步发展。而正是这种简单营销策略会帮助你实现自己的目标。

营销需要时间、创造力、策略、耐心和毅力,随着越来越多的人选择通过互联网了解相关行业,这些品质在当下变得尤为重要。切勿无人问津——采取前文所列方法,并在营销过程中尽可能寻求专业人士的帮助,你的业绩一定会蒸蒸日上。

(刘少辕 译)

参考文献

1 "Local Consumer Review Survey 2015." BrightLocal. http://www.brightlocal.com/learn/local-consumer-review-survey-2015.

2 "Local Consumer Review Survey 2016." BrightLocal. http://www.brightlocal.com/learn/local-consumer-review-survey.

3 "Number of monthly active Twitter users worldwide from 1st quarter 2010 to 4th quarter 2016 (in millions)." Statista. https://www.statista.com/statistics/282087/number-of-monthly-active-twitter-users.

索 引